全国から患者が集まる泌尿器科医の

頻尿・尿も

夜間頻尿

日本大学医学部
泌尿器科学系主任教授
附属板橋病院病院長

髙橋 悟

毎日が発見

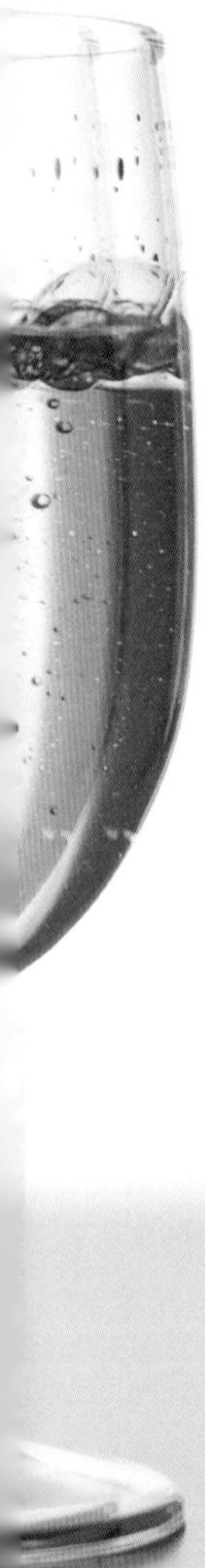

「笑っただけなのに、尿もれしてしまってショックだった」

「重いものを持ったらちょっともれてしまった」

「トイレが近くて長時間の移動がある旅行はできない」

「旅行どころか、買い物程度の外出でもソワソワしてしまう」

「夜トイレで何度も起きてしまうので、昼間眠くて仕方ない」

そんな悩みを抱えて困っている人は、

実はとても多いんです。

超高齢社会に突入している日本。

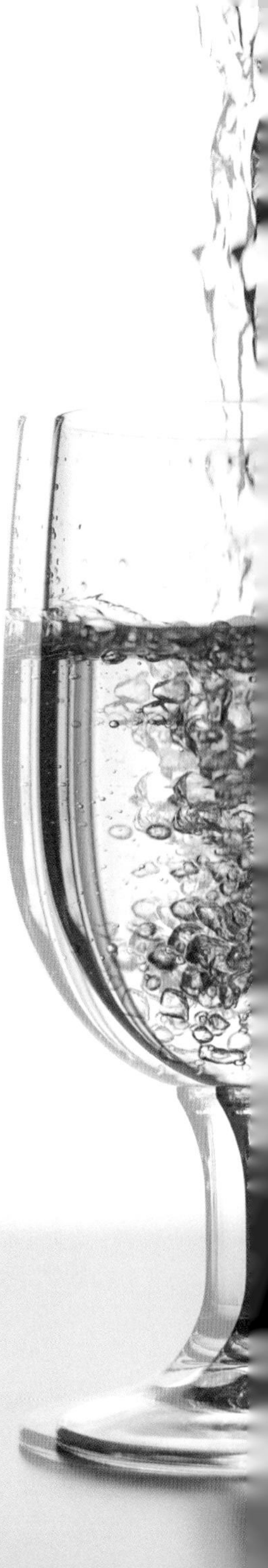

高齢者に多い排尿のトラブルは、実は、
誰にでも起こる可能性があります。

尿トラブルの原因でもっとも多いのが
「過活動膀胱《ぼうこう》」です。

近年、テレビCMもやっているので、聞いたことがある人も多いでしょう。

突然強い尿意におそわれたり、
頻繁にトイレに行ったりするのが典型的な症状です。

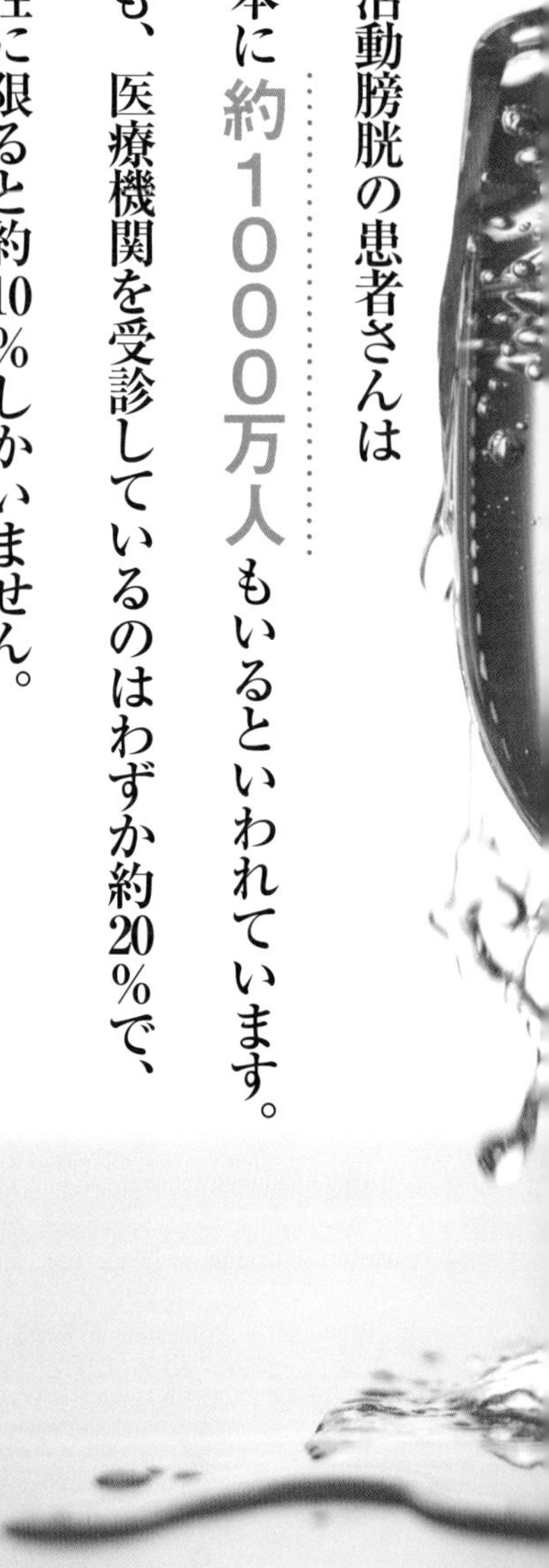

過活動膀胱の患者さんは

日本に**約1000万人**もいるといわれています。

でも、医療機関を受診しているのはわずか約20％で、

女性に限ると約10％しかいません。

「泌尿器科にかかるのは恥ずかしい」とか、

「泌尿器科は男性が受診するところでしょ？」などと

思っている人も多いようです。

頻尿や尿もれは、基本的には命に関わる病気ではありません。

しかし、**普段の生活が送りにくくなる**ので、つらいものです。

家族であっても話しにくく、
気持ちがふさいでしまう人もいるでしょう。

そういう方はぜひ、本書に掲載されている
セルフケアを試してみてください。

尿もれを防ぎ、
尿意をがまんできるようになるトレーニング、
夜間のトイレの悩みの解消につながる足のむくみとり、
全身の健康に結びつく生活習慣の見直しなど。

どれもむずかしいものではありません。

就寝中に尿意で起きてしまうのも、「年だからしかたない」とあきらめてしまっていませんか?

排尿のために1回以上起きる夜間頻尿は、睡眠不足で昼間に影響が出るということだけでなく、寝ぼけた状態でトイレに行き、転倒して骨折する可能性もあります。

骨折は寝たきりの原因にもなるので注意が必要です。

「排尿日誌」というものがあります。

自分が1日に何回ぐらいトイレに行き、どのぐらいの量を

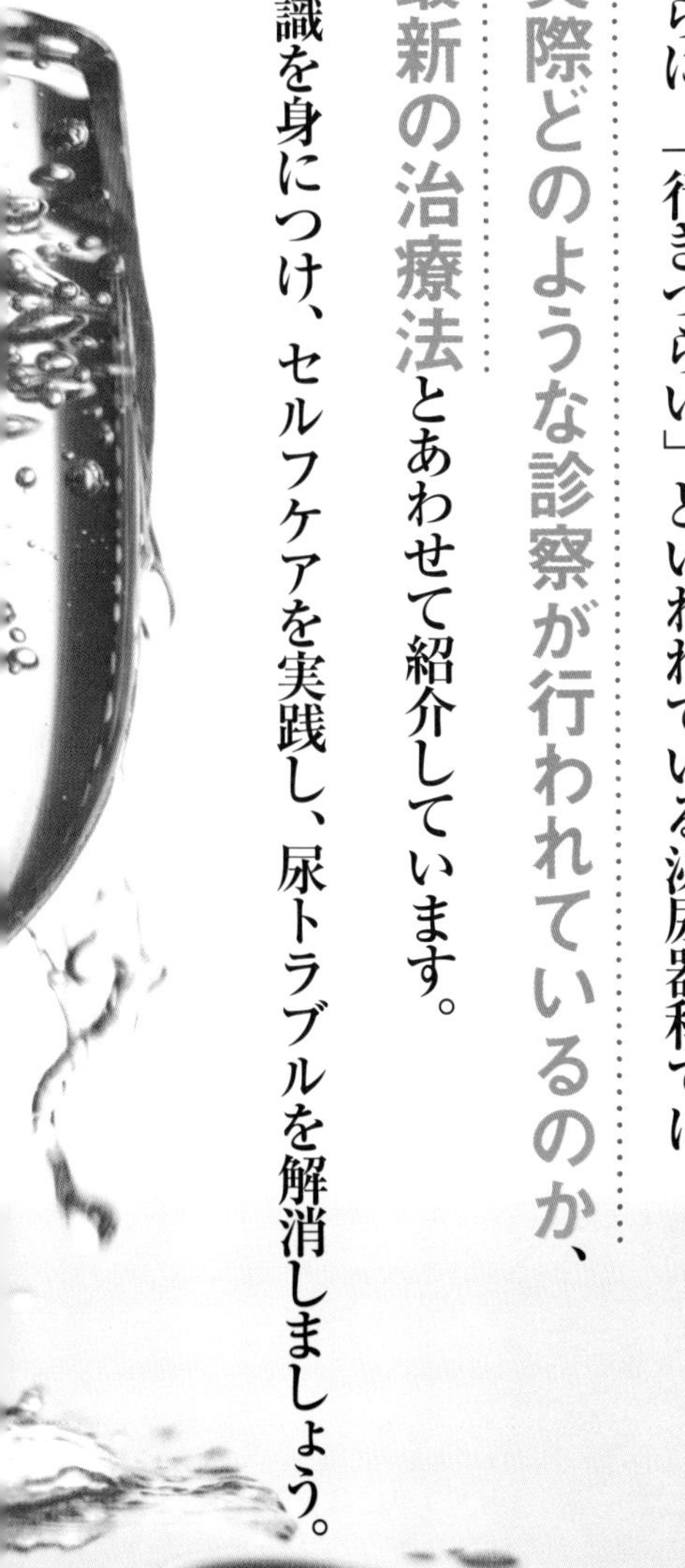

排尿しているかを記録するものです。
記録することで、**症状の改善につなげられる**こともあります。

本書では、尿トラブルのセルフケアを中心に頻尿と尿もれの違いや、
それらを引き起こす原因を専門医が解説しています。
さらに、「行きづらい」といわれている泌尿器科では
実際どのような診察が行われているのか、
最新の治療法とあわせて紹介しています。
知識を身につけ、セルフケアを実践し、尿トラブルを解消しましょう。

はじめに

大学医学部を卒業したときは、脳外科の研修医につきました。60年代に放送されたテレビドラマ『ベン・ケーシー』に憧れてドクターを志した、初心を貫こうと思ったためです。しかしその2年後、泌尿器科へ転向しました。

泌尿器科は内科と外科を組み合わせて治療を行います。そして、前立腺がんのように患者さんの価値観で治療法を選択することができる疾患も扱っています。病気を広い視点で診《み》るバランス感覚と柔軟な発想力、患者さんとの高いコミュニケーション能力、幅広い知識を学ぶ意欲などが必要な、やりがいを感じることができる診療科だと感じたのがその理由です。

その後、米国の病院で研究・臨床経験を積み、2003年には天皇陛下（現上皇さま）の前立腺がん手術を担当する医療チームの一員に加わりました。

尿トラブルを抱え、悩んでいる人は日本に約1000万人もいるといわれています。しかし、受診する人は一握りしかいません。泌尿器科は恥ずかしい、老化によるものだろうからしかたない、などがその理由の一端ですが、一人で悩んでいても尿トラブルはずっとついて回ります。

外出がおっくうになる、家族に知られたくないなど、気持ちも消極的になってしまうでしょう。でも、尿トラブルは誰にでも起こり得ることで、症状次第ではセルフケアや治療により、すっかり症状がなくなる人もいます。

本書は尿トラブルに対するセルフケアを中心にまとめています。医師がすすめる簡単なトレーニングや生活習慣の改善方法などが載っていますので、ぜひ役立ててください。

髙橋　悟

全国から患者が集まる泌尿器科医の

頻尿・尿もれ・夜間頻尿の治し方

目次

CONTENTS

2……プロローグ
8……はじめに
14……尿トラブルセルフチェック
15……過活動膀胱の症状質問票
16……頻尿・尿もれの種類と主な症状、原因

part 1

17……先生、頻尿・尿もれについて教えてください
18……おしっこトラブルは老化現象なの？　病気なの？
20……「頻尿」と「尿もれ」は、違う病気だが関連がある
22……頻尿と夜間頻尿は別物。それぞれ違う原因がある
24……放っておいても治らない。大きな病気がないか、一度受診を
27……尿を十分にためられない過活動膀胱の疑いあり
30……原因は違っても、男女ともに年齢を重ねると尿もれの可能性が

part 2

自分で治す！ 尿トラブルのセルフケア

33……自分で治す！ 尿トラブルのセルフケア
34……トレーニングとむくみとり、生活習慣の見直しの3本柱で尿トラブル改善へ
36……「骨盤底筋トレーニング」で腹圧性尿失禁を改善し、骨盤臓器脱を予防する
●あおむけで行う…40 ●座って行う…41 ●立って行う…42
43……「膀胱トレーニング」で頻尿を改善して、外出を楽にする
●膀胱トレーニングのやり方…44
46……「スクワット」で骨盤底筋とともに、太ももの内転筋を鍛える
●スクワットのやり方…47
48……足のむくみをとって、夜間頻尿のリスクを減らす
●足上げのやり方…50 ●夕方の早歩き…51 ●足のマッサージ…52
53……「弾性ストッキング」でふくらはぎのポンプ機能を高める
●弾性ストッキングの選び方…54 ●はき方…55
56……すきま時間の「青竹踏み」で、足裏のツボから改善を
●足のツボを刺激する…57
58……「会陰さすり」のやさしい刺激で頻尿を改善する
●会陰さすりのやり方…59
60……水分のとりすぎが頻尿や尿もれを引き起こす

62……減塩は、頻尿や尿もれだけでなく高血圧のリスクも軽減
64……尿意を感じやすくなるカフェイン飲料とアルコールは控える
66……腹部の脂肪を減らして膀胱の負担を軽くする
68……シャワーですまさず、ゆっくり湯船で体をあたためる
70……睡眠の質を上げて、トイレに起きる回数を減らす
72……ゆったりしたデザインで、体を締めつけない服を選ぶ
74……尿もれパッドなどのアイテムを時と場所に合わせて利用してみる

part 3

75……頻尿・尿もれの原因と対策
76……加齢によって尿トラブルのリスクが高まり、特に女性に多く発症する
77……頻尿と尿もれの重大な原因は「過活動膀胱」
82……水分のとりすぎ、足のむくみなど「夜間頻尿」の原因はさまざま
86……強いストレスや環境次第で起きる尿意は「心因性頻尿」
87……大きな病気が隠れている可能性もあり、定期的に検診を
88……自分の「尿もれ」がどのタイプか知って、対策を考える
90……おなかに力が加わると、ちょこっともれてしまうのが「腹圧性尿失禁」

CONTENTS

94 …… がまんできない突然の尿意でもれてしまうのが「切迫性尿失禁」
97 …… 排尿障害を起こす病気が原因の「溢流性尿失禁」
100 …… 男性に多いちょいもれは「排尿後尿滴下」

part 4

101 …… 頻尿・尿もれの最新治療
102 …… セルフケアで改善しなければ、泌尿器科を受診する
104 …… 泌尿器科では何をするのか
108 …… 排尿日誌で自分の排尿パターンがわかり、尿トラブルの原因を探れる
110 …… 朝起きてすぐから、夜寝るまでの排尿すべてを記録する
114 …… セルフケアで症状が改善されないときは薬物療法を
118 …… 薬には副作用があることも。担当医と相談して対策を
120 …… 症状や体質によっては、市販の漢方薬やサプリメントも
122 …… 体に負担の少ない、効果的な手術もあり
126 …… 患者さんの体験談
127 …… 排尿日誌

尿トラブルセルフチェック

あなたの尿もれはどのタイプ?

- □ 力を入れていないのにもれる
- □ 突然、強い尿意がきて、もれてしまう

切迫性尿失禁かも
くわしくは94ページ

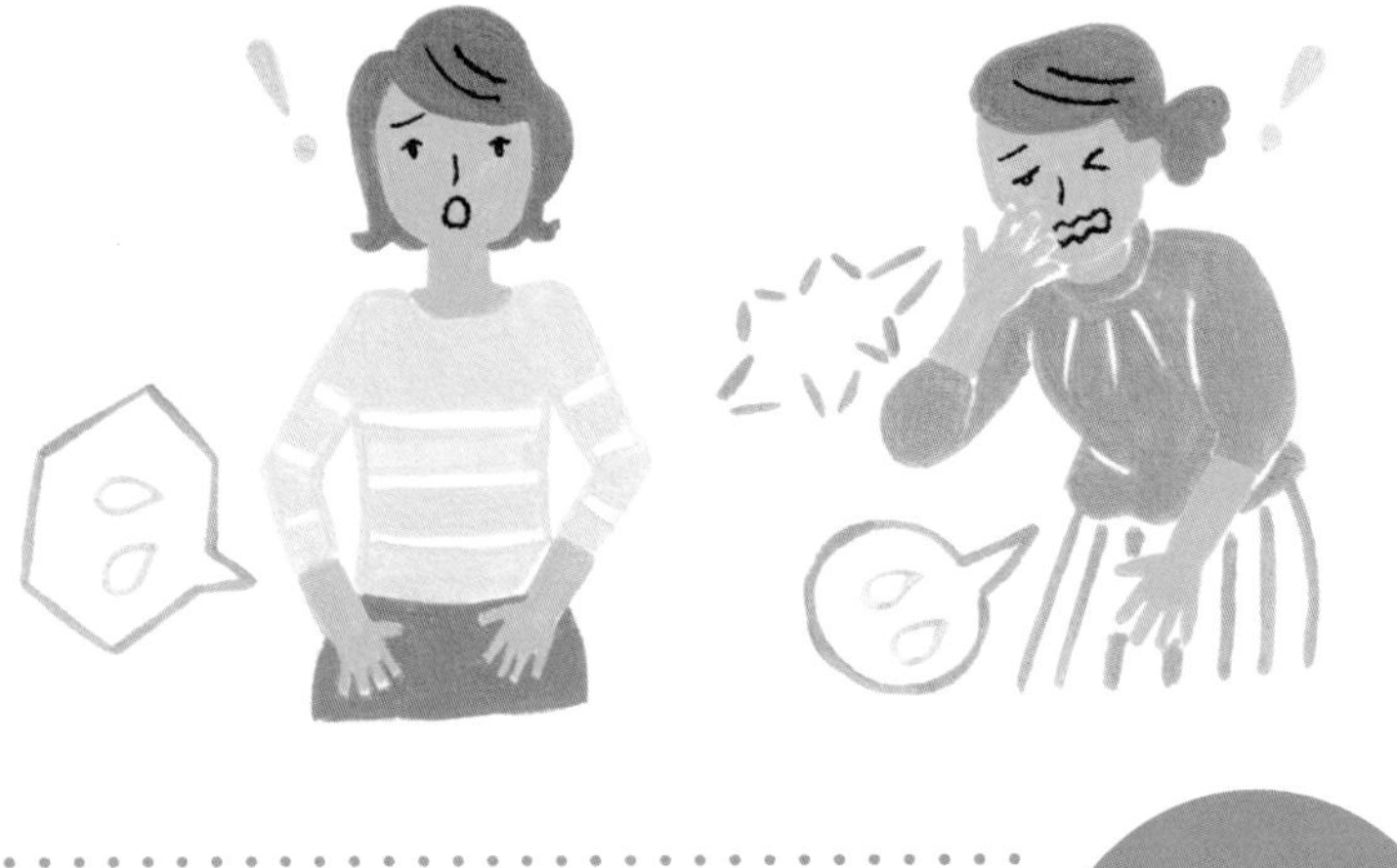

- □ せきやくしゃみでもれる
- □ 大笑いしたらもれる
- □ 重いものを持ち上げたらもれる

腹圧性尿失禁かも
くわしくは90ページ

過活動膀胱の症状質問票

尿トラブルをもたらす主な原因のひとつが過活動膀胱です。次の質問を読み、ここ１週間の自分の状態に近いものを選び、点数に◯をつけましょう。

	質問	頻度	点数
1	朝起きてから寝るまでに何回おしっこをしましたか？	７回以下	0
		８〜１４回	1
		１５回以上	2
2	夜寝てから朝起きるまでに、おしっこをするために何回起きましたか？	０回	0
		１回	1
		２回	2
		３回以上	3
3	急に猛烈におしっこがしたくなることがありますか？	なし	0
		週に１回より少ない	1
		週に１回以上	2
		１日１回くらい	3
		１日２〜４回	4
		１日５回以上	5
4	急に猛烈におしっこがしたくなり、がまんできずにもらすことがありましたか？	なし	0
		週に１回より少ない	1
		週に１回以上	2
		１日１回くらい	3
		１日２〜４回	4
		１日５回以上	5

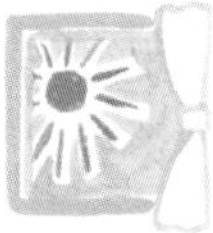

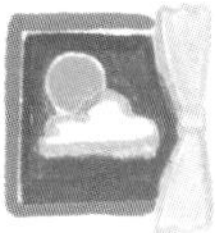

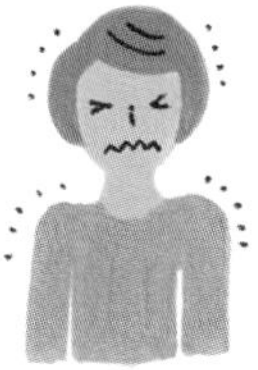

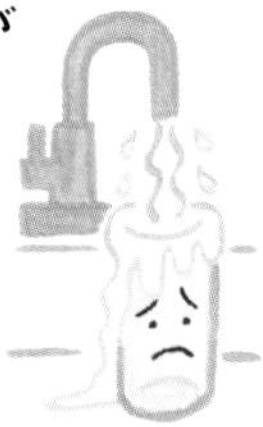

症状の程度

3〜5点	6〜11点	12〜15点
軽症	中等症	重症

◯をつけた点数の合計　　　　点

くわしくは77ページ

頻尿・尿もれの種類と主な症状、原因

頻尿

	夜間	昼間
症状	夜間に１回以上トイレに行く	日中に８回以上トイレに行く
原因	夜間多尿 (水分のとりすぎや足のむくみ)、 過活動膀胱、睡眠障害など	水分のとりすぎ、過活動膀胱、 尿路感染症など

尿もれ

	切迫性尿失禁	腹圧性尿失禁	混合性尿失禁	溢流性尿失禁
症状	急に強い尿意に おそわれてもれる	笑ったときや 重いものを 持ったときにもれる	急に強い尿意に 襲われたり、 笑ったときや 重いものを持った ときにもれる	尿を出したくても 出せないが、 もれてしまう
原因	過活動膀胱	骨盤底筋のゆるみ、 尿道括約筋の機能低下	過活動膀胱、 骨盤底筋のゆるみ、 尿道括約筋の 機能低下	骨盤内の 臓器の手術、糖尿病、 前立腺肥大症

part 1

先生、頻尿・尿もれについて教えてください

おしっこトラブルは老化現象なの？　病気なの？

出かけるのが大好きな60代主婦の加瀬さん。以前に比べてトイレが近くなったと感じて、髙橋先生の診察を受けにやってきました。

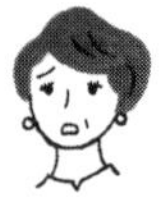

…「最近やたらとトイレに行きたくなることが多い気がして、いわゆる『頻尿』じゃないかと思っているのですが」

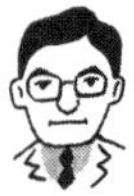

…「いつ頃からですか？」

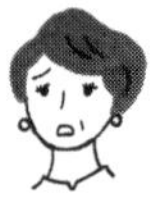

…「5年ほど前からですね。だから老化現象のひとつだろうと、その頃はあまり気にしなかったんですが……」

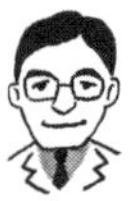

…「確かに、年を重ねると多くの人が経験するものでもありますが、尿トラブルは単なる老化現象ではないんです」

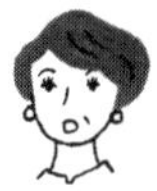
「そうなんですか！　では、病気ってことになるんでしょうか？」

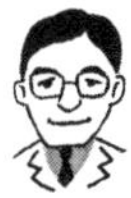
「頻尿や、ちょっとしたはずみに尿がもれてしまう尿もれは、病気のひとつなんですよ。膀胱炎が頻尿の原因である場合も考えられますしね」

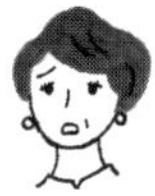
「言いにくいんですが、実は、何度かちょっとだけもれてしまったことがあるんですよね……」

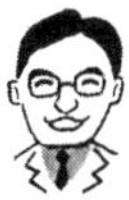
「40歳以上の女性だと、半数近い４割くらいの人が尿トラブルを経験しています。意外と多いでしょう？　がまんしていても治るわけではありませんから、恥ずかしがらずに受診してよかったと思いますよ」

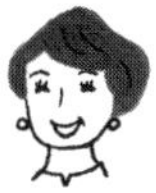
「そうですね。それだけ多くの人が経験していると聞くと、少し気が楽になります」

「頻尿」と「尿もれ」は、違う病気だが関連がある

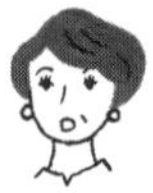

……「私は昼間にだいたい1日8回くらいトイレに行くんですが、これだと『頻尿』になりますか？」

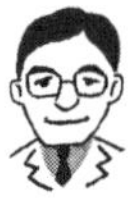

……「頻尿とは、『朝起きてから寝るまでの排尿回数が8回以上、夜間1回以上』と定義されています。ただ、元々回数は人それぞれ違いますし、10回行く人でも本人が困っていないなら心配いりません。加瀬さんは悩んでいるわけですから、頻尿と考えていいでしょう」

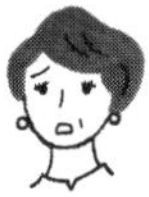

……「『尿もれ』はトイレが間に合わなくてもれてしまう病気ですよね？」

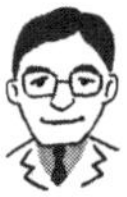

……「がまんできない尿意でもらしてしまう切迫性尿失禁、立ち上がったときにふともれてしまう腹圧性尿失禁などは女性に多く、排尿後のちょいもれは中年以降の男性に多いなど、尿もれにもさまざまなタイプがあります」

正常な排尿とは？

- 自分の意思で排尿をコントロールできる（ある程度がまんできる）。
- 意識しておなかに力を入れなくても排尿できる。
- 尿に勢いがあり、途中で途切れない。排尿時間は30秒以内。
- 残尿感がなく、排尿後すぐにまたトイレに行きたくならない。
- 1回の排尿量が約200~400mℓ。1日の尿量が約1000~2000mℓ。
- 日中の排尿回数が5~7回ぐらい、夜間は0~1回（ただし年齢や季節、精神状態で排尿回数は異なる）。

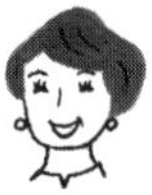
「なるほど。頻尿と尿もれはどちらも病気だけど、違う病気なんですね」

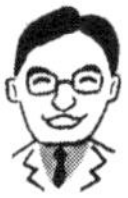
「違う病気ですが、お互い密接な関わりがあります。ですから、症状を改善させる対策はほぼ同じになります」

頻尿と夜間頻尿は別物。それぞれ違う原因がある

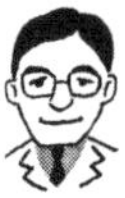
「加瀬さんは、夜寝てから起きるまでの間にトイレで起きることはありますか？」

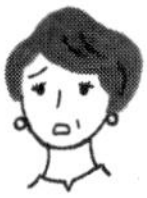
「1回は起きてしまいます。特に冬は起きたくないのに嫌になりますね。夫も最近は、何度かトイレに起きているようです」

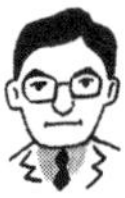
「頻尿といっても、昼間頻尿と夜間頻尿があります。就寝後、排尿のために1回以上起きなければならず、それによって日常生活に支障をきたしている状態が夜間頻尿です」

尿トラブルでは昼間頻尿と夜間頻尿に悩む人が多い

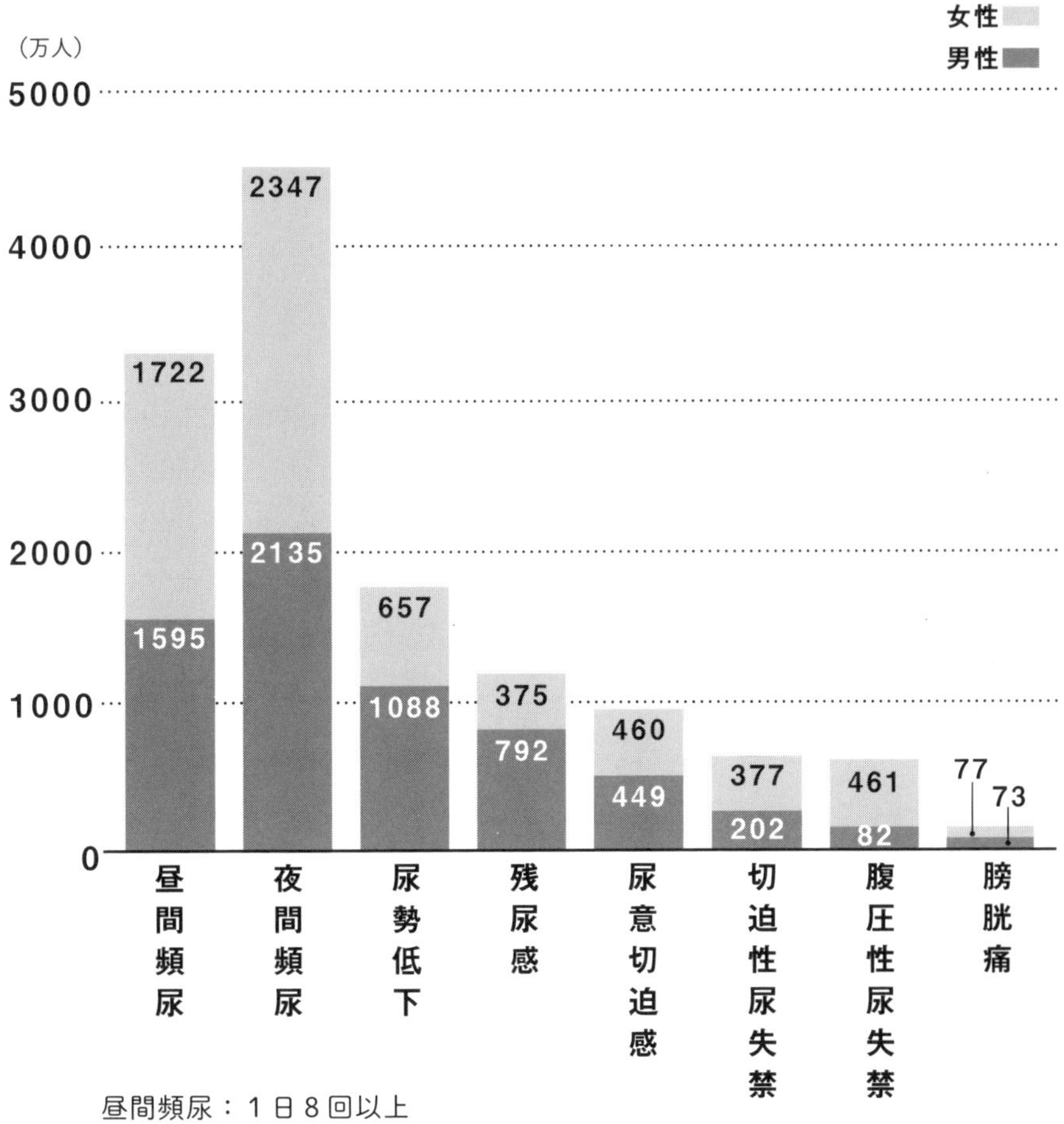

昼間頻尿：１日８回以上
夜間頻尿：就寝後１回以上
その他：週１回以上

出典：排尿に関する疫学的研究（2003：日本排尿機能学会誌）を改変

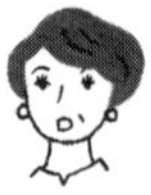

…「昼も夜もトイレのことばっかり。原因は同じなんでしょうか？」

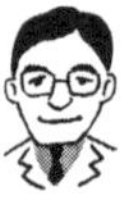

…「夜間頻尿の原因によっては、昼も頻尿になることがあり、夜間だけの人もいます。加瀬さんは夜間頻尿もあるということですし、ご主人も少し心配ですね。でも、単に水分のとりすぎが原因ということもありますよ」

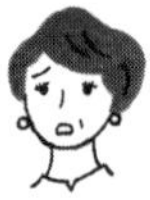

…「夫は睡眠不足の様子で、昼間、よくウトウトしています。運転はなるべくしてほしくないんですよね」

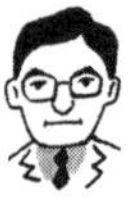

…「そもそも眠りが浅いのか、尿意で起きてしまうのかを知る必要があります。それによって対処法も変わってきます」

放っておいても治らない。大きな病気がないか、一度受診を

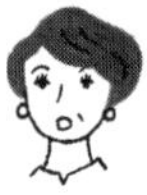

…「これまで昼間は外出したときにトイレの場所を必ず確認したり、それも面倒になってなるべく家にいたり、夜も1回起きるくらいだから放っておいても別にいいかなと

思っちゃって……」

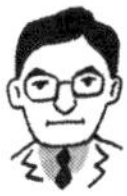

「放っておくと外出をためらったり、人と会うのが億劫《おっくう》になったりと、徐々にＱＯＬ（生活の質）が落ちてしまって、毎日が楽しくなくなってしまいますよ。それに、頻尿や尿もれの多くは、放っておくとだんだん悪化してしまうんです」

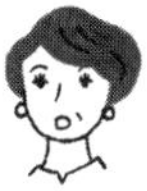

「確かに、好きな旅行に誘われても、近頃はあまり気乗りがしないし、うつうつとしているときもあります。しかも、放っておくと悪化するんですか！」

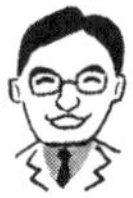

「そのままにしておいて治ることはありませんから、きちんと原因を探って正しく対処していくことが大切です。頻尿や尿もれは、家で今すぐ始められるセルフケアでよくなる方も多く、最近ではよく効く薬もあります。ほとんどのケースは、それらで改善されますよ」

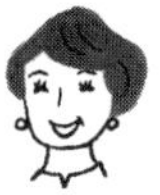

「少し安心しました。きっと年齢のせいと言われるかなと受診を少しためらっていましたが、来てよかったです。夫も一緒に来ればよかったですね」

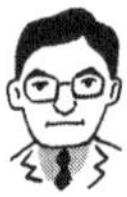

…「外出しないと体を動かさなくなって、筋力や体力が衰えてしまいます。また心配なのは、頻尿や尿もれが重大な病気の症状となっている場合があるということ。頻尿は、膀胱がんや前立腺がんが原因ということがありますし、尿がチョロチョロもれてしまう溢流性《いつりゅうせい》尿失禁は骨盤臓器脱《こつばんぞうきだつ》という症状でも起きることがあります」

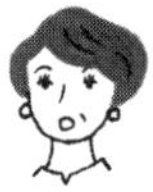

…「骨盤臓器脱？」

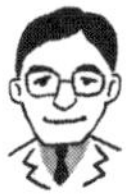

…「読んで字のごとしで、出産や加齢によって膀胱や子宮などが垂れ下がってきて、ひどい場合は膣から臓器が出てきてしまう症状です。股間に違和感があるので、自覚症状はあると思います。女性の尿もれの大きな原因にもなっているんです」

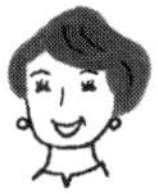

…「出産経験はありますが、その自覚症状は幸いないです。でも、50歳を過ぎると前立腺がんが増えると聞きますし、尿もれについても夫にそれとなく聞いてみて、あるようなら受診したほうがいいですね」

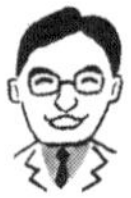

…「そうですね。医療機関を受診すれば、そうした重篤な病気がないかどうか、はっき

りさせられます。どんな病気も早めに発見できれば、早く対策を打てて、よくなるのにも時間が短くてすみますからね」

尿を十分にためられない過活動膀胱の疑いあり

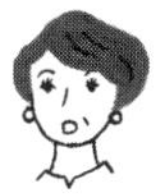

「私は元々、それほどトイレが近くはなかったんですが、そもそも頻尿になってしまった原因は何でしょう？」

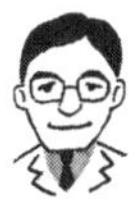

「頻尿の原因はさまざまありますが、主なものとして過活動膀胱《かかつどうぼうこう》があります」

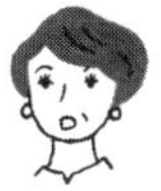

「過活動膀胱ってなんですか？」

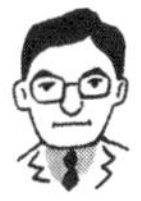

「膀胱に尿を十分にためられない病気です。通常なら１５０～２００㎖程度で尿意を感じはじめ、約３００㎖ほどで『トイレに行かなくちゃ』となる最大尿意に達します。それが過活動膀胱になると、尿をためられないので少しの量で最大尿意に達してしまい、がまんできないほどになります」

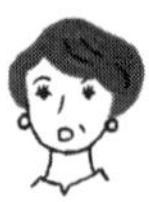

……「症状は、突然のがまんできない強い尿意なんですね。私の場合はそこまでの感じではないです」

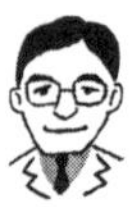

……「他にも、感染症のひとつである急性膀胱炎が原因の頻尿もあります。この場合は、排尿時に痛みがあり排尿の終わりに尿道に不快な痛みを感じます。女性は急性膀胱炎になりやすいんです」

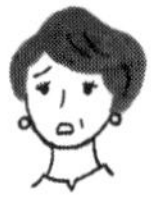

……「娘が子供の頃にトイレをがまんしすぎて、膀胱炎になったことがありました。投薬治療ですぐよくなりましたが」

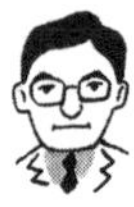

……「膀胱や尿道には問題はないものの、何らかのストレスや失禁への不安などの心因性による頻尿もあります」

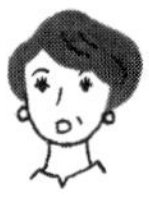

……「では、夜トイレに起きてしまう原因は何ですか？」

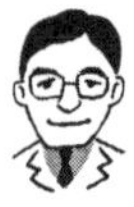

……「夜間頻尿の主な原因は、夜の尿量が増える夜間多尿、過活動膀胱や前立腺肥大症な

どで膀胱の柔軟性が失われてしまって、少ない尿量でも尿意を感じて目が覚めること、睡眠障害によって眠りが浅くなったために尿意で目が覚めたと錯覚する、の3つで、複合的なこともあります」

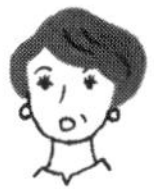

「夜の尿量が増えるっていうのは、どういうことでしょう？」

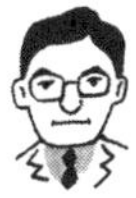

「シニアが夜トイレに起きてしまう原因で一番多いのは、夜間多尿なんです。それは日中の水分のとりすぎが要因になっていることもよくあるんです」

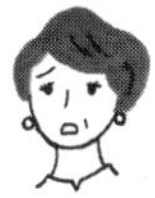

「夏は熱中症対策もあるし、血がサラサラになるから、体のために水分はとったほうがいいんじゃないですか？」

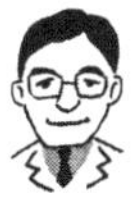

「水分をたくさんとると血がサラサラになる、というのは根拠がありません。1日の水分摂取量の目安は、食事以外で1000〜1500㎖。お茶やコーヒー、紅茶などのカフェイン、アルコールは利尿作用がありますから、たくさん飲めば尿量も増えますよ」

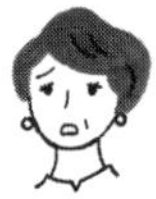

……「私はコーヒー好きで、夫の場合は、毎日の晩酌が原因なのかも……」

……「考えられますね。その場合は生活習慣の改善でよくなる可能性があります。ただ、尿トラブルのリスクは、加齢とともに大きくなりますし、前立腺肥大症や睡眠障害のケースもあるので、一度お二人で受診してみてはどうでしょう」

原因は違っても、男女ともに年齢を重ねると尿もれの可能性が

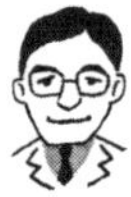

……「では、尿もれはどんなときだったか、わかりますか？」

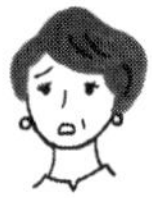

……「それが、テレビを見ていて大笑いしたときなんです」

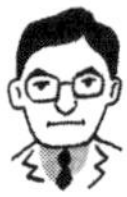

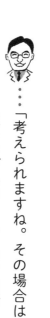

……「それは腹圧性尿失禁ですね。せきやくしゃみをしたとき、重いものを持ち上げたときなどおなかに力が加わったときに起こります。尿量は多くなく、いわゆるちょいもれでしょう？」

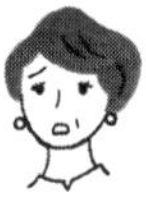

「はい。出産後にもそういうことはたまにありましたが、最近になってまた……」

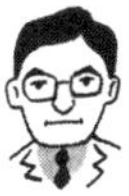

「腹圧性尿失禁の原因は、妊娠・出産によって骨盤底筋《こつばんていきん》という筋肉がゆるむこと、加齢によって尿道を締める尿道括約筋《かつやくきん》そのものが弱くなることの2つが考えられます。もらさないように心配するあまり頻尿になることもあり、早めにトイレに行くくせがついてしまうと、膀胱が小さくなって尿をためにくくなるんですよ」

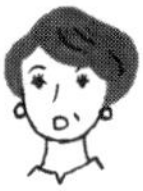

「女性に多いんですね。薬などでよくなりますか？」

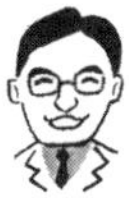

「効果がある改善方法は、骨盤底筋トレーニングです。2〜3カ月続けると、効果が期待できますよ。このトレーニングは、男性のちょいもれ、排尿後尿滴下《にょうてきか》にも有効です」

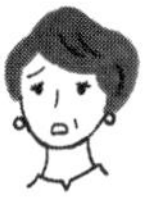

「男性も尿もれするんですね。やはりシニア層ですか？」

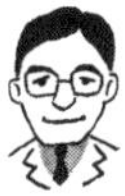

「40歳代からあらわれはじめるのが、排尿した後にジワジワ少量の尿がもれ出る排尿

後尿滴下です。尿道を締める役割をする球海綿体筋という筋肉の機能低下、尿を出す勢いが落ちるため尿が残りやすくなる、などが原因です」

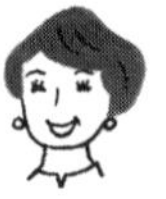

…「女性とは原因が違うんですね」

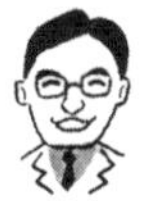

…「男女とも起こるのが、過活動膀胱によって強い尿意が突然起き、がまんできずにもらしてしまう切迫性尿失禁です。頻尿もともないますし、もれる量が多いのが特徴です。また、溢流性尿失禁とは、自分の意思と関係なく尿がもれ出てしまう病気です」

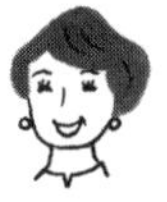

…「尿もれといってもいろいろあるんですね」

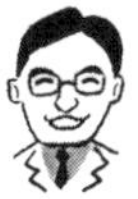

…「女性の尿失禁患者さんが10人いると、5人は腹圧性尿失禁、2人は切迫性、3人は混合性という割合になるといわれます。まずは自分のタイプを見極めること。それによって治療法は変わりますし、きちんと対処すればまた旅行にも行けるようになりますよ」

part 2

自分で治す！
尿トラブルのセルフケア

トレーニングとむくみとり、生活習慣の見直しの3本柱で尿トラブル改善へ

軽い尿トラブルの多くは、自宅で簡単にできるセルフケアによって改善します。セルフケアの柱は、行動療法と呼ばれる**トレーニング**、**むくみとり**、**生活習慣**の見直しの3つです。

P36で紹介する骨盤底筋トレーニングは、腹圧性尿失禁や過活動膀胱、男性の排尿後尿滴下の改善に効果が期待できます。P43で紹介する膀胱トレーニングは過活動膀胱の改善に有効です。

P48で紹介するむくみとりは、特に夜間頻尿の改善に役立ちます。足のむくみと夜間頻尿の関係は近年とても注目されています。夜のトイレで悩んでいる人は、ぜひ試してみてください。

生活習慣の見直しは、それほどむずかしいものではありません。実践すれば尿トラブルだけでなく、全身の健康にもいい影響があるので、思い立ったらすぐに実践してみましょう。

セルフケアの３本柱

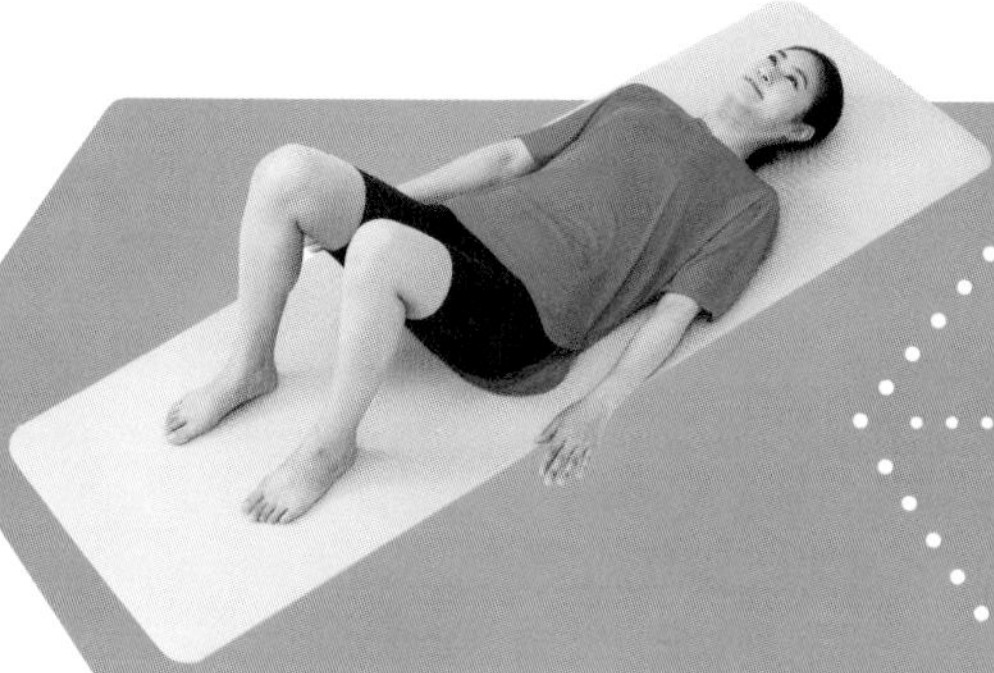

トレーニング

P36 へ

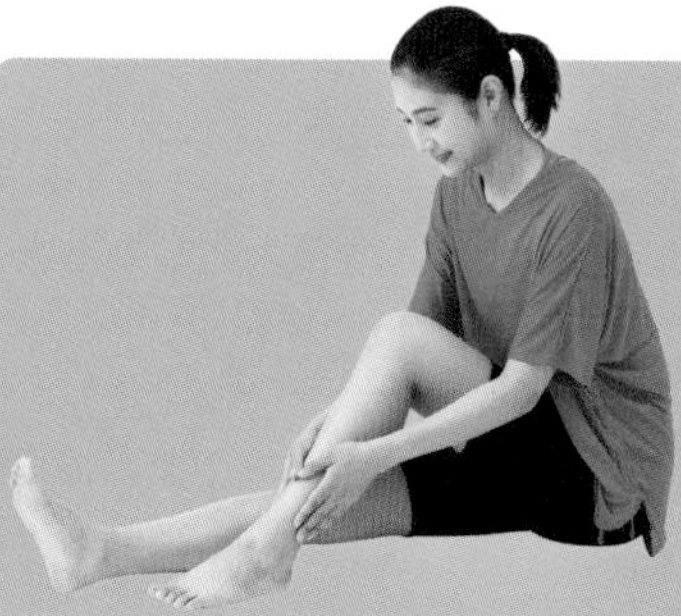

むくみとり

P48 へ

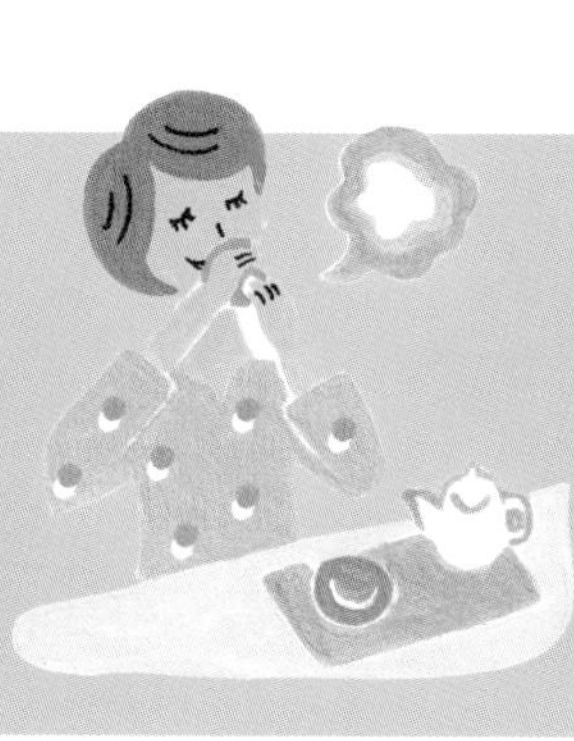

生活習慣

P60 へ

「骨盤底筋トレーニング」で腹圧性尿失禁を改善し、骨盤臓器脱を予防する

骨盤底筋トレーニングは、骨盤底筋群を強化するトレーニングです。腹圧性尿失禁や過活動膀胱の対策として、日本排尿機能学会のガイドラインでも推奨されています。**骨盤底筋群は、男女ともに骨盤の底にあり、膀胱や直腸、子宮などの骨盤内にある臓器を下から支える**役割をしています。膀胱や尿道も支えていて、おなかに力が加わったときにはこれらの位置を正しく保つことで、**膀胱の出口と尿道を締めて尿もれを防いでいます**。

骨盤底筋が**ゆるむと膀胱や尿道の位置が下がってしまい、尿道をうまく閉じることができなくなる**ため、尿もれが起こるのです。出産、加齢、女性ホルモンの分泌低下、運動不足、便秘、肥満などが原因となり、骨盤底筋がゆるみやすくなります。

このトレーニングによって骨盤底筋が強く、太くなるので膀胱や尿道をしっかり支えられるようになり、**排尿コントロールがしやすくなります**。腹圧性尿失禁だけでな

骨盤底筋は こうなっている

骨盤底筋は骨盤の底に位置していて、膀胱、直腸、子宮など骨盤内にある臓器を支えている筋肉。鍛えることで突然の尿もれや頻尿を防ぎます。

女性

膀胱と子宮、直腸を下から支え、尿道、膣、肛門それぞれを締める役割がある。

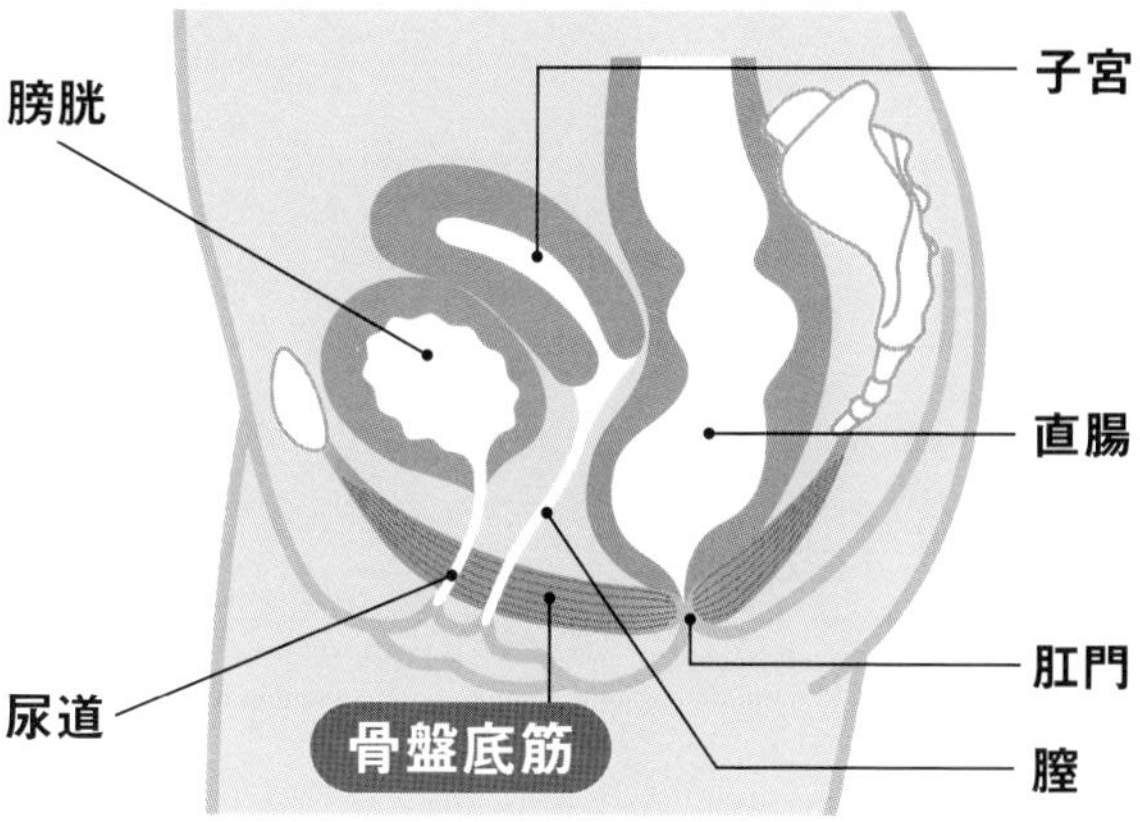

男性

膀胱と直腸を支え、尿道と肛門を締める役割がある。ちょいもれにも関わる筋肉。

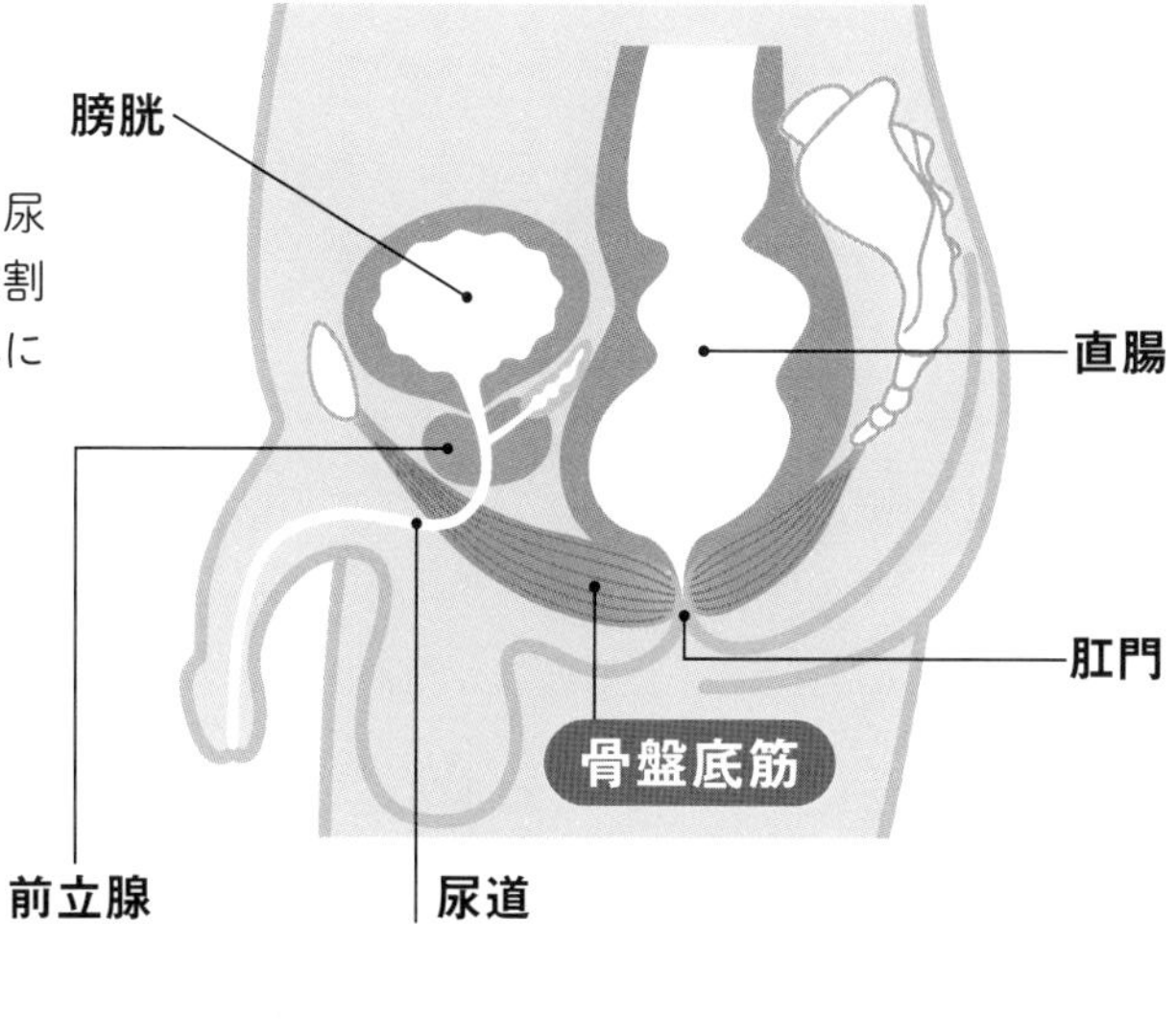

く、過活動膀胱の症状のひとつである切迫性尿失禁にも効果があり、**尿意を感じたとき骨盤底筋にぐっと力を入れられるようになると**、尿もれを防ぐことができるようになります。

骨盤底筋トレーニングは女性の尿もれだけでなく、男性の排尿後尿滴下の改善にも効果があります。

骨盤底筋のゆるみがすすむと、女性は**骨盤内にある臓器がさらに下がって膣から出てくる骨盤臓器脱**にもなります。骨盤臓器脱は手術が必要となることもあります。予防のためにも、このトレーニングを行いましょう。

骨盤底筋トレーニングはできれば毎日、**最低15分間**行います。**2〜3カ月間続ければ**、筋肉が太く強くなってきて、効果があらわれるはずです。

骨盤底筋は意識して動かすのはむずかしく、最初はどうすればいいかわからないという人がほとんどです。ただ、コツさえつかめば簡単にできるので、うまくできないという人は医師に相談するといいでしょう。

また、普段から**立ち上がるときに意識的に尿道を締めるのも**効果的です。「締める場所を意識しておく」ことが大切です。

骨盤底筋 トレーニングのポイント

ポイント 1 締める部位を意識する

自分ではどこにあるのかわかりにくいのが骨盤底筋。正しく鍛えて効果を出すには、締める部位を意識すること。

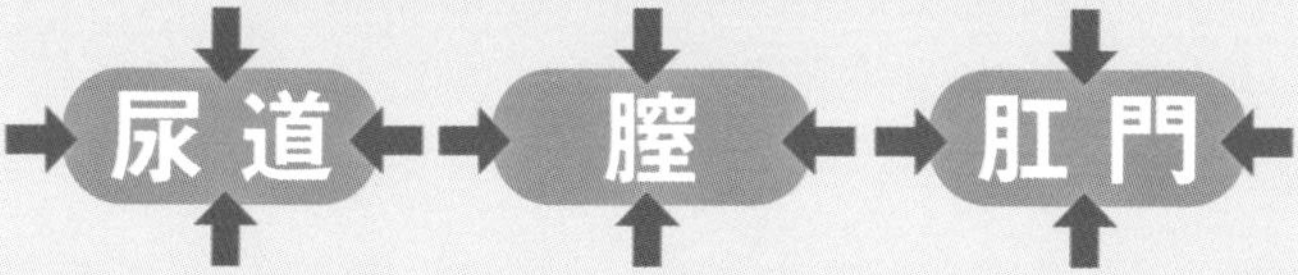

ポイント 2 2～3カ月間、毎日続ける

トレーニングの効果を得るためには、毎日続けて習慣化すること。2～3カ月経つと、効果を感じられるようになるはずです。特に座って行う方法を覚えると、ちょっとした時間にどこででもできるため、長続きするでしょう。

あおむけで行う 骨盤底筋トレーニング

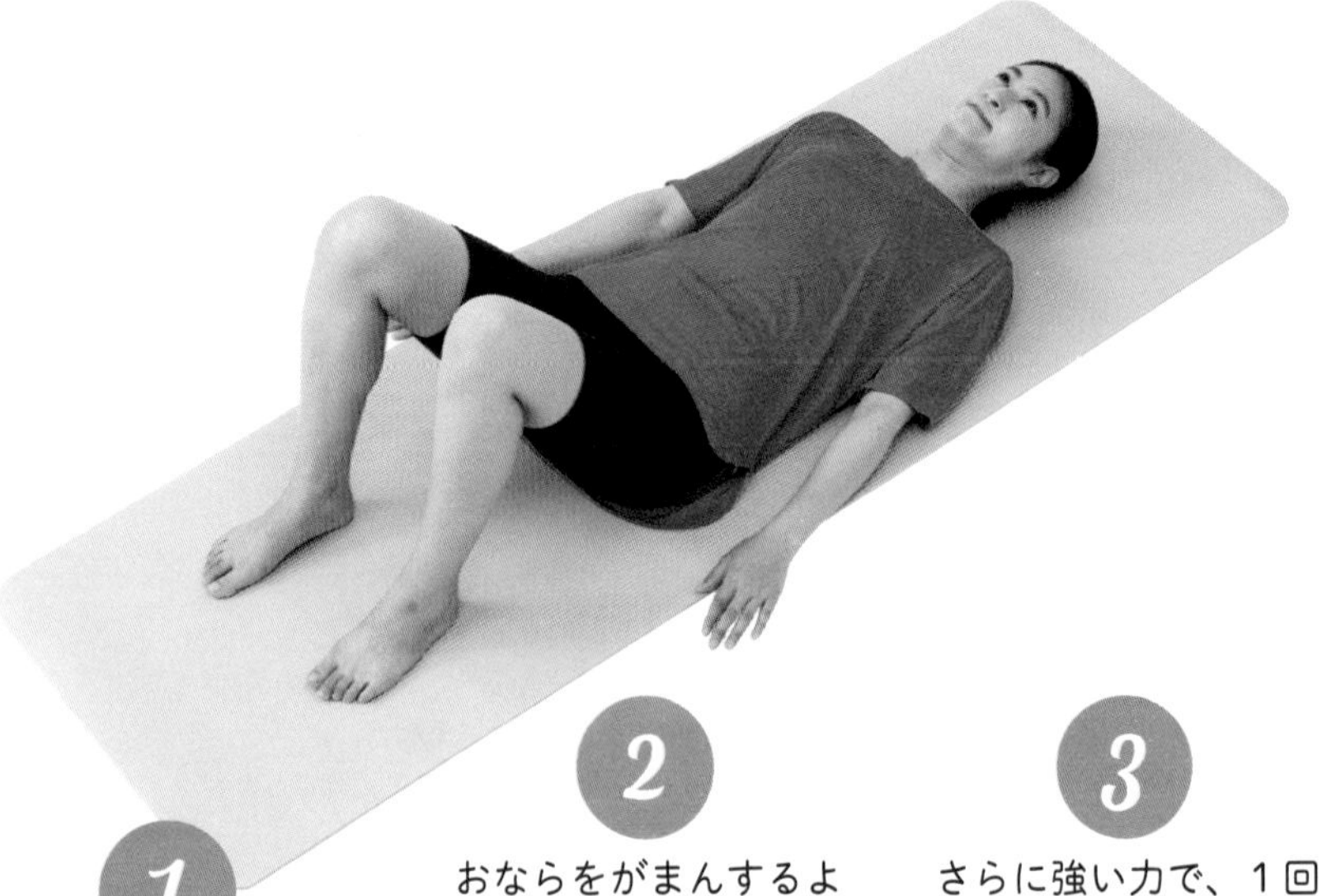

1

あおむけに寝て足は肩幅程度に開き、膝を立てます。腕は体の横に自然に置いて、リラックスします。

2

おならをがまんするように肛門を締め、そのまま女性は膣と尿道、男性は陰茎のつけ根を締めて頭側に引き上げるような感覚をキープして10秒数えます。

3

さらに強い力で、1回につき1～2秒間短く締めます。5～10秒休み、2と3を10回で1セット。1日6回行います。

NG

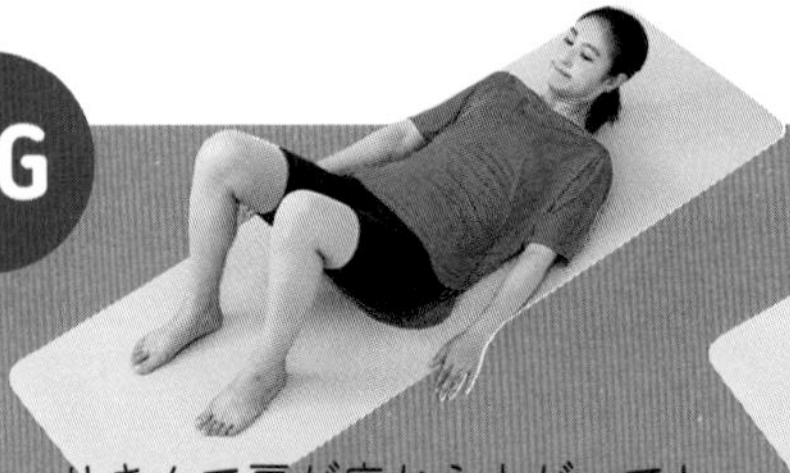

りきんで肩が床から上がってしまったり、おなかをのぞき込んだりすると、効果が出ません。

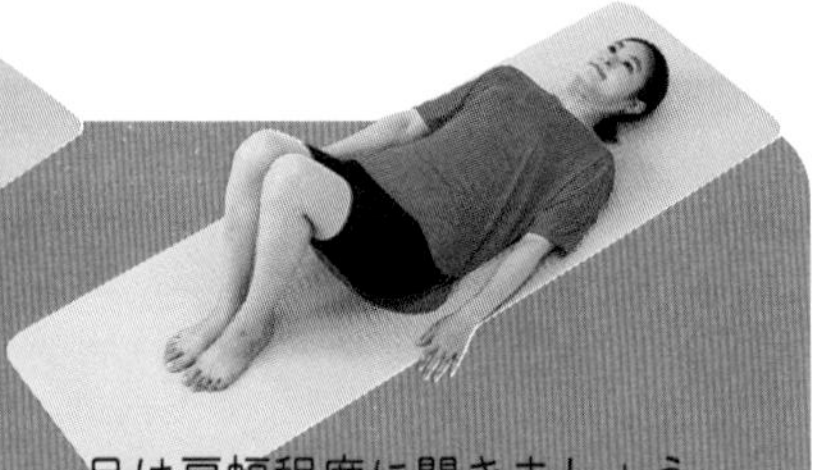

足は肩幅程度に開きましょう、お尻は浮かないように床にぴったりつけます。

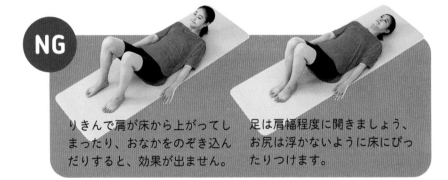

座って行う骨盤底筋トレーニング

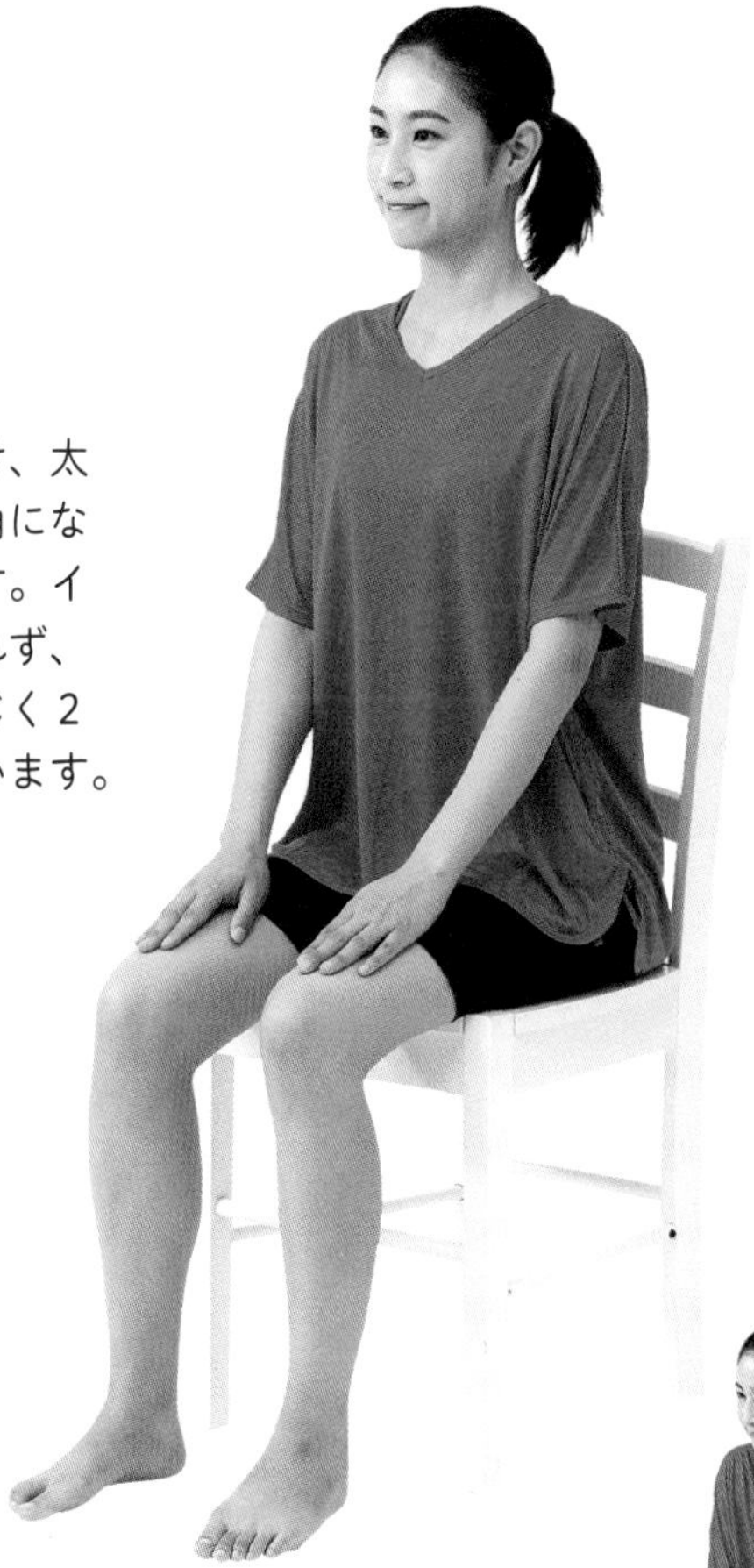

イスに深く腰かけ、太ももと背中が直角になるように座ります。イスの背にはもたれず、寝て行うのと同じく2と3の手順を行います。

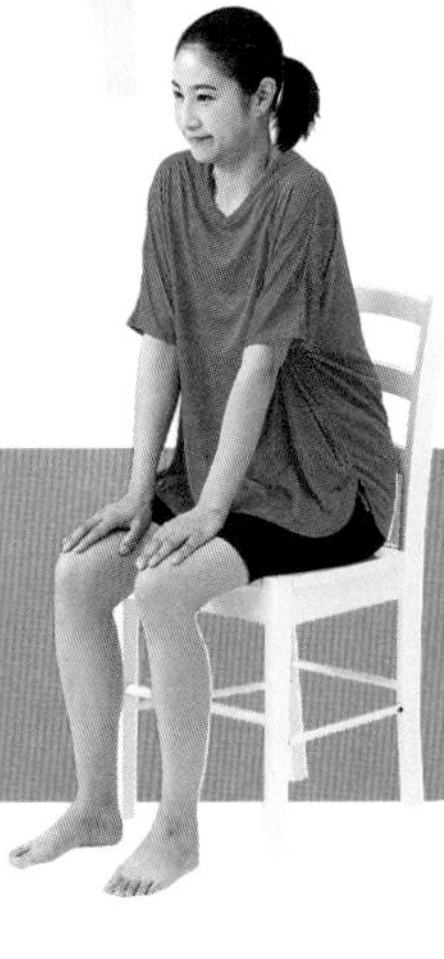

NG

背筋は伸ばして顔は正面に。りきみすぎて体に力が入りすぎないよう、あくまでもリラックスした状態で行いましょう。

立って行う
骨盤底筋トレーニング

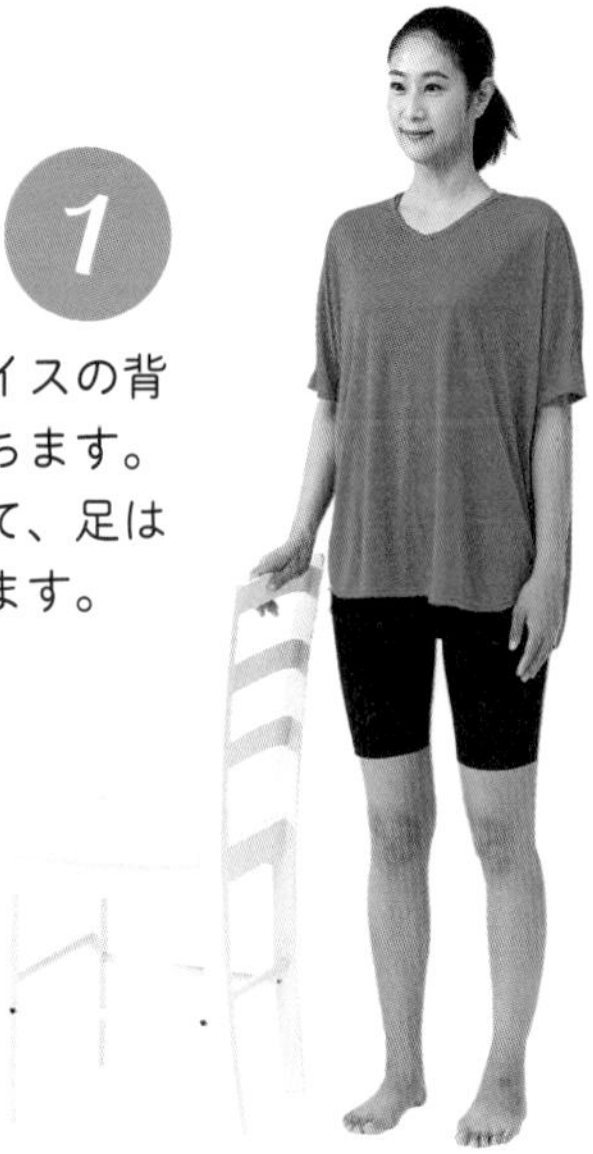

1

背筋を伸ばしてイスの背
につかまって立ちます。
顔は正面を向いて、足は
肩幅程度に開きます。

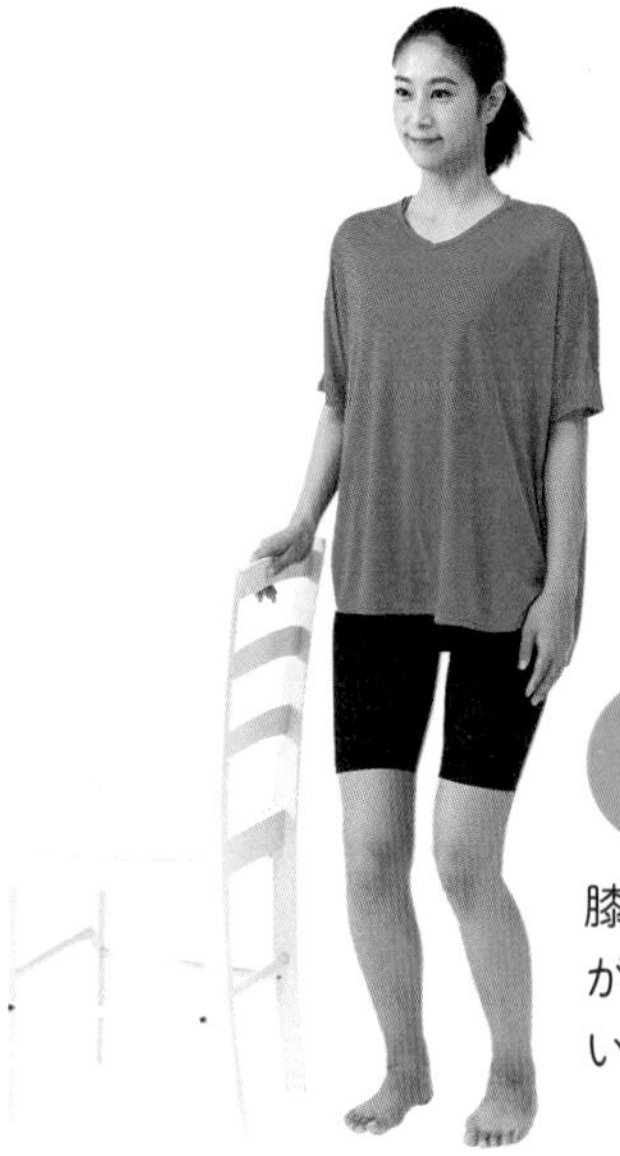

2

膝を軽く曲げます。膝
がつま先より前に出な
いように気をつけます。

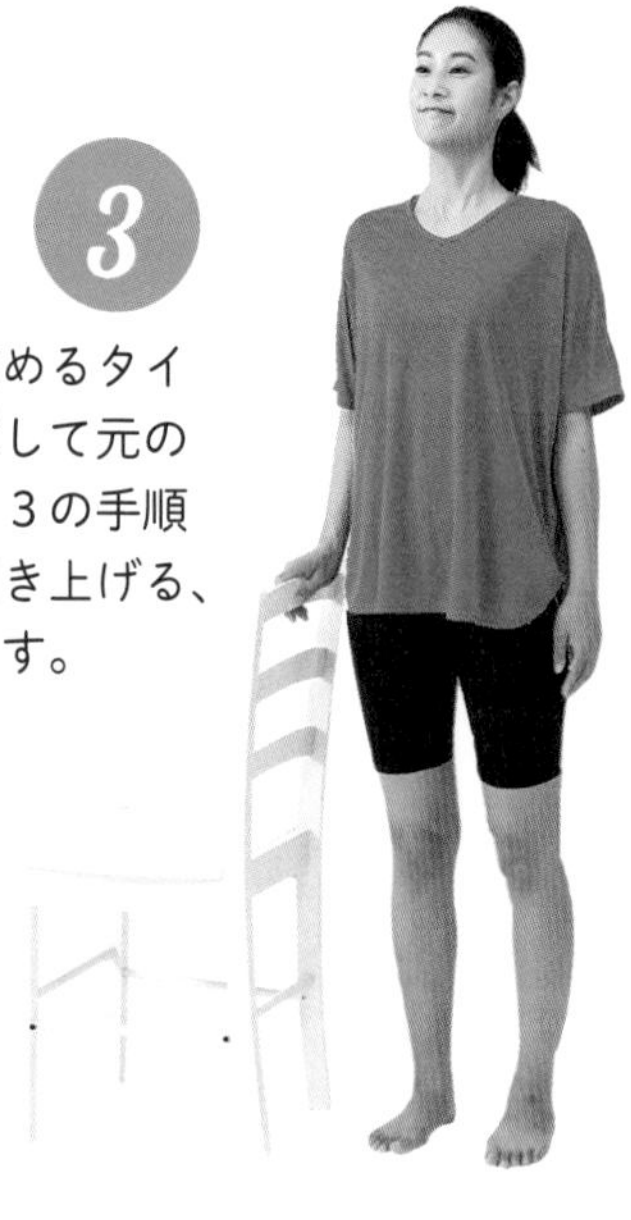

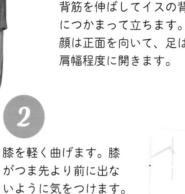

3

膝は肛門を締めるタイ
ミングで伸ばして元の
位置に。2、3の手順
で締めて、引き上げる、
を繰り返します。

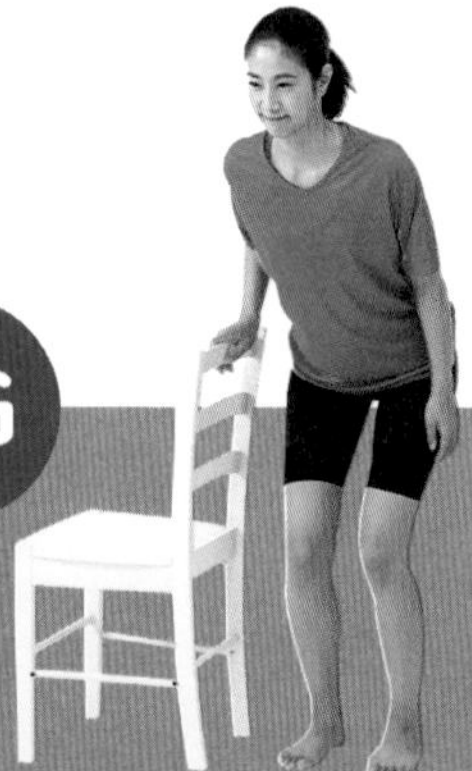

NG

背中を丸めないように、自然
に立った姿勢を保ちましょう。

「膀胱トレーニング」で頻尿を改善して、外出を楽にする

尿トラブルを解消するもうひとつの訓練が、膀胱トレーニングです。頻尿の原因には、膀胱にためられる尿量が減ってしまうことがあります。そこで膀胱にためられる尿量を増やせばがまんできる時間が長くなり、頻尿が解消されるというわけです。

膀胱トレーニングは、**膀胱の柔軟性を徐々に取り戻し、ためられる尿量を増やすこと**が目的です。

やり方は、尿意をがまんすること、それだけです。

少しの尿意でトイレに行くとくせがつくので、この訓練はそのくせを直すものです。最初はがまんできないかもしれないので、尿もれパッドなどを使ってもいいでしょう。

まずは1～2分、慣れてきたら5～10分と延ばしていき、無理をしすぎず、がまんできなくなったらトイレに行きます。がまんする時間を徐々に延ばし、**排尿間隔が4時間程度になると、トイレに縛られる生活から解放**され、安心して外出もできるようになります。

膀胱トレーニングのやり方

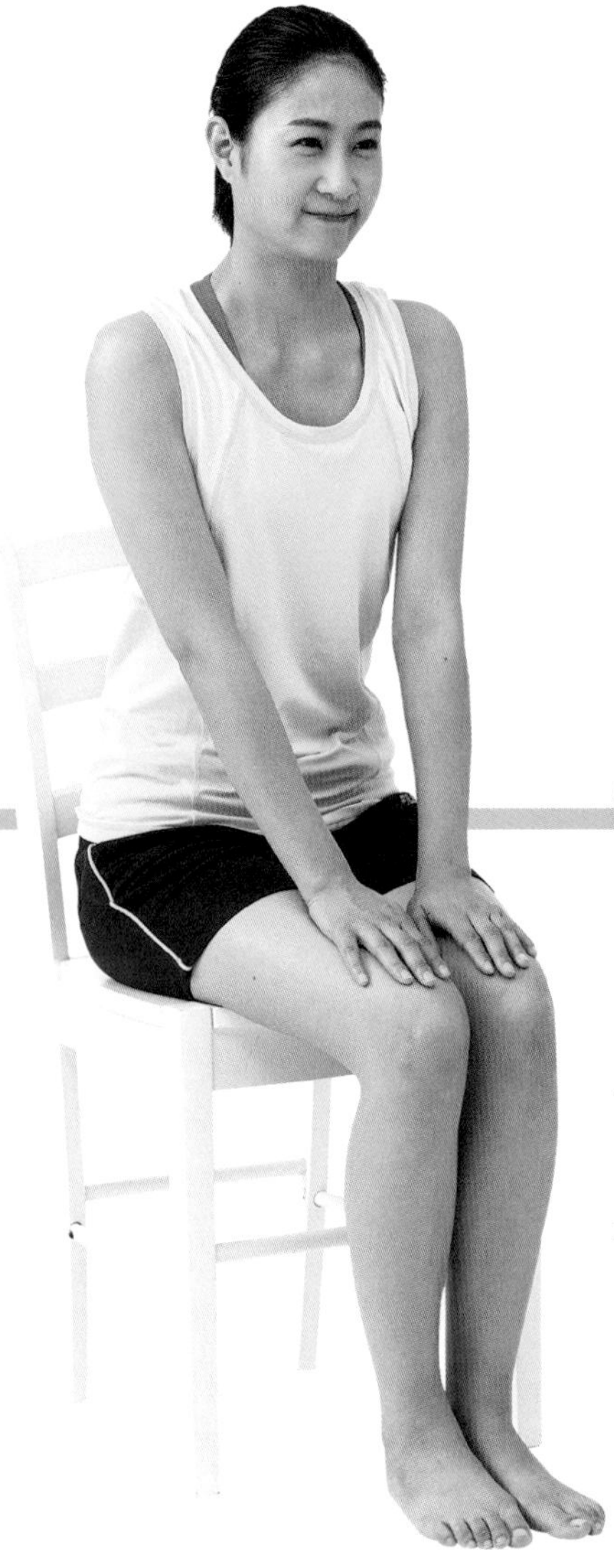

1 自分の排尿間隔を知る

排尿日誌（P127）で自分の排尿間隔を把握しましょう。排尿間隔が4時間になることを最終目的にし、短時間がまんすることからスタートします。

2 尿意をがまんする

尿意を感じたら、落ち着いてイスに座り、おならをがまんするようにして尿道括約筋を締めます。最初は1～2分でいいでしょう。

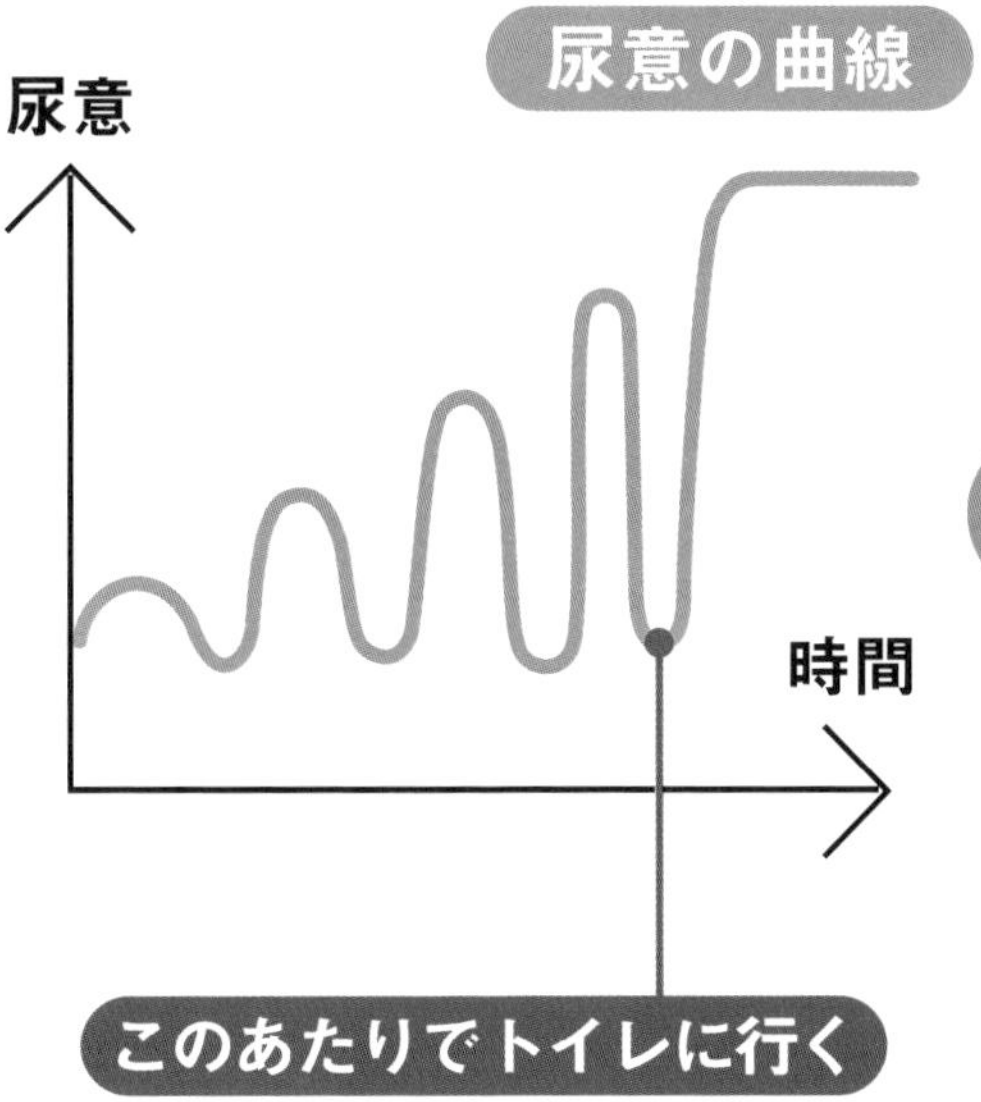

3 トイレに行く

1〜2分たったらトイレに行きます。そのとき、尿意が強いともれやすいので注意。

4 がまんする時間を延ばす

5分、10分と徐々に時間を延ばします。60〜90分間がまんできるようになると自信が持てます。

Point

骨盤底筋トレーニングも行う

膀胱トレーニングとともに、骨盤底筋トレーニングも忘れずに行いましょう。改善効果が増します。

Point

自宅で行う

最初のうちは、がまんできずもれてしまうかもしれません。自宅で尿もれパンツなどを身につけても。

「スクワット」で骨盤底筋とともに、太ももの内転筋を鍛える

腹圧性尿失禁や、男性の前立腺肥大症による頻尿などの症状をやわらげたり予防したりするのに、**腹部や下半身の筋肉強化が効果的**といわれています。そのためにおすすめなのが簡単にできるスクワットです。

スクワットは単純な動きの繰り返しですが、太ももの筋肉を鍛えるにはとても効果があります。骨盤底筋と連動して腹圧を支える役割を担っているのが、太ももの内側の内転筋なので、内転筋が鍛えられると、ゆるみがちな骨盤底筋をしっかりと支えられるようになり、尿もれを防いでくれるのです。

特に年齢を重ねると、筋力が落ち、体を動かさなくなって運動不足になる、という負のスパイラルに陥りがちになります。**小さなスペースで、特別な道具がなくてもできるスクワット**は、運動不足を解消できます。

スクワットのやり方

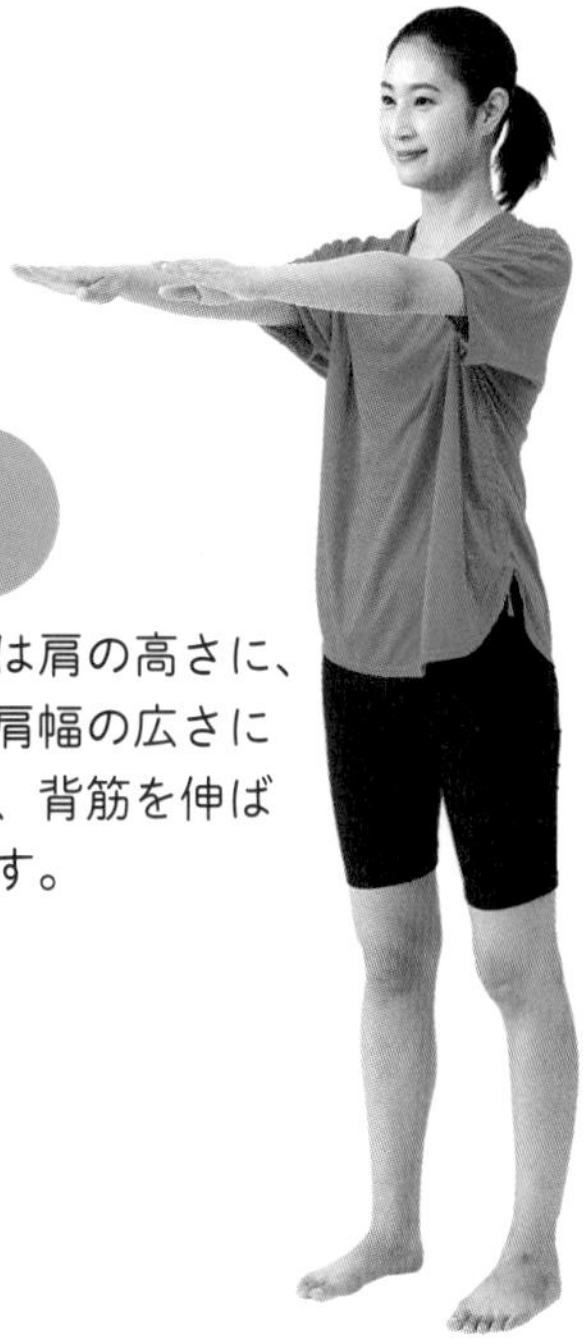

1

両腕は肩の高さに、足は肩幅の広さに開き、背筋を伸ばします。

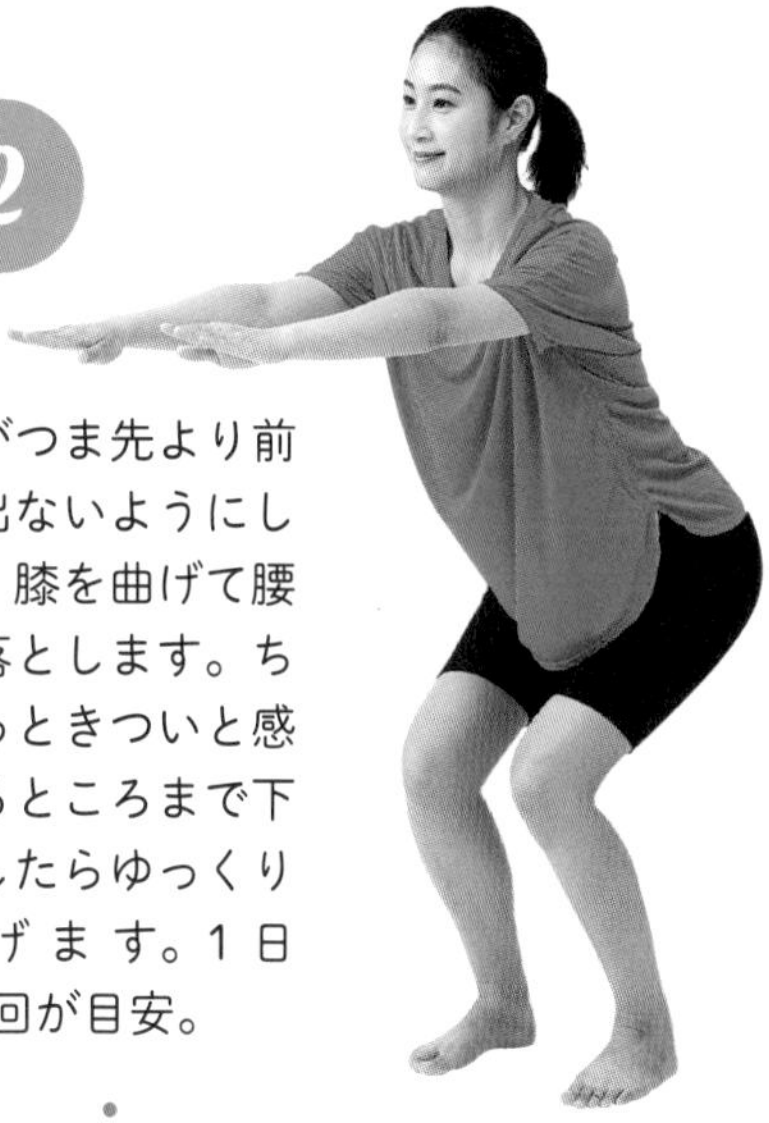

2

膝がつま先より前に出ないようにして、膝を曲げて腰を落とします。ちょっときついと感じるところまで下ろしたらゆっくり上げます。1日10回が目安。

楽なやり方

机やイスなど安定したものをつかんで行います。少しきついと感じるところまで下ろし、ゆっくり上げます。

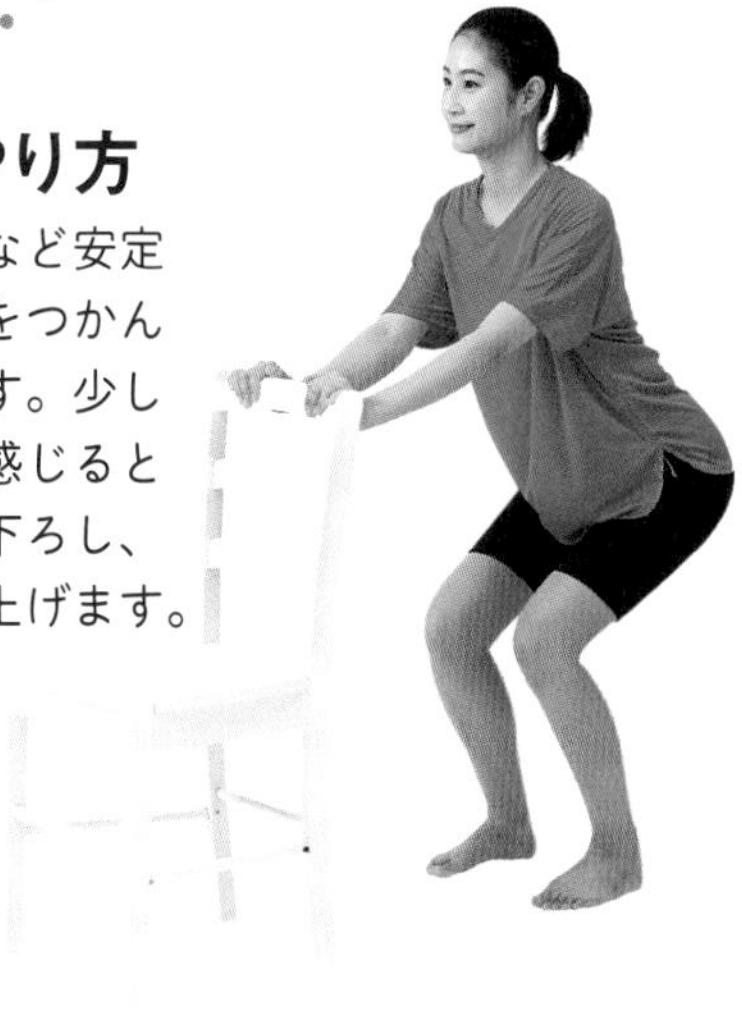

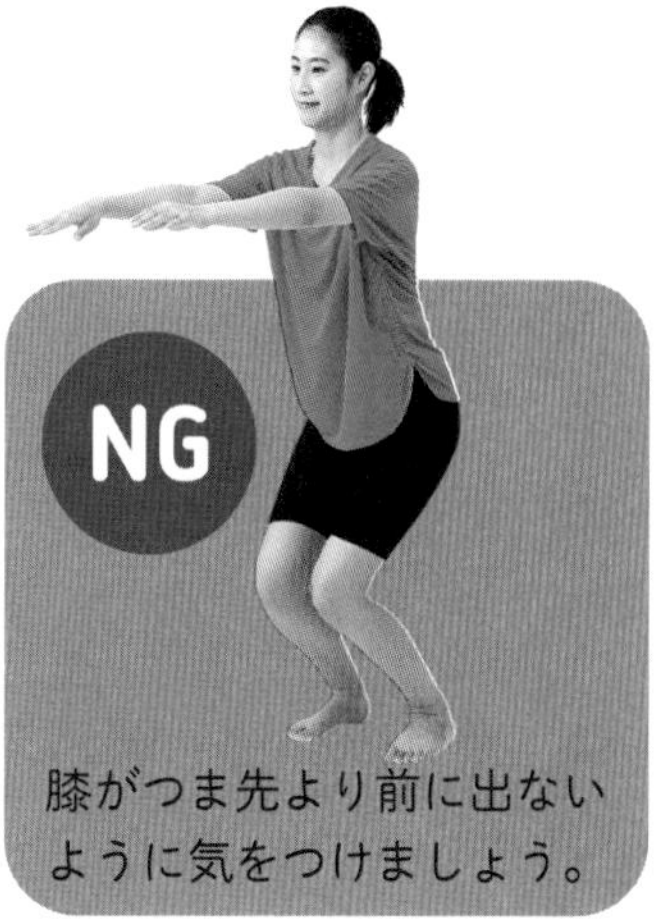

膝がつま先より前に出ないように気をつけましょう。

足のむくみをとって、夜間頻尿のリスクを減らす

就寝後、1回以上トイレのために起きることを夜間頻尿といい、年齢を重ねるとトイレに起きる回数は多くなります。**60代だと男女とも7〜8割、80代だと8〜9割の人がトイレで1回は起きる**ようになるので、めずらしい現象ではありません。

ただし、その回数が3回4回と増えていき、睡眠不足によって日常生活に影響が出てくるようなら、治療が必要と考えられます。治療にはセルフケアが効果的で、いくつかの方法があります。

夜間頻尿に多いのが、夜の尿が増えている**夜間多尿タイプ**です。

その原因として最近注目されているのが、**足のむくみ**です。**本来は尿として排出されるはずの水分が下半身にたまってしまう**ことによって、夕方になるとふくらはぎやすねのあたりがパンパンになる現象です。もし、夕方にそのような状態を感じるなら、夜のト

イレはむくみによるものかもしれません。むくんでいるかどうかよくわからない人は、夕方以降に左右どちらかのすねの骨の硬い部分を指で押してみてください。指を離したときにあとが残っていたら、それはむくみです。

ふくらはぎは、筋ポンプ作用で血液を循環させているので「第2の心臓」といわれます。ふくらはぎの機能が正常なら、血液は体の下から上へ重力に逆らって上半身へ行き、血液中に含まれる余分な水分は腎臓から膀胱に移動し、そして尿となって排出されます。**ふくらはぎの筋力不足が原因で血液がうまく循環しないと、ふくらはぎやすねの皮下や筋肉の間に水分がたまり、むくみになります**。これが**夜、横になって体が水平になると、たまった水分が血管に戻り、膀胱に送られる**ことで尿意を感じて夜間頻尿になるというわけです。

夕方の足のむくみを防げれば、夜のトイレは減るはずです。むくみの解消にはいくつかの方法があり、本書で紹介するP50～57の方法はいずれも効果があります。

ただし、夜に尿量が増えるのは加齢だけのせいではなく、**高血圧などの持病によることもある**ため、一度専門医を受診し、どのような治療が適しているか相談してみるといいでしょう。

夜間頻尿を防ぐ足上げのやり方

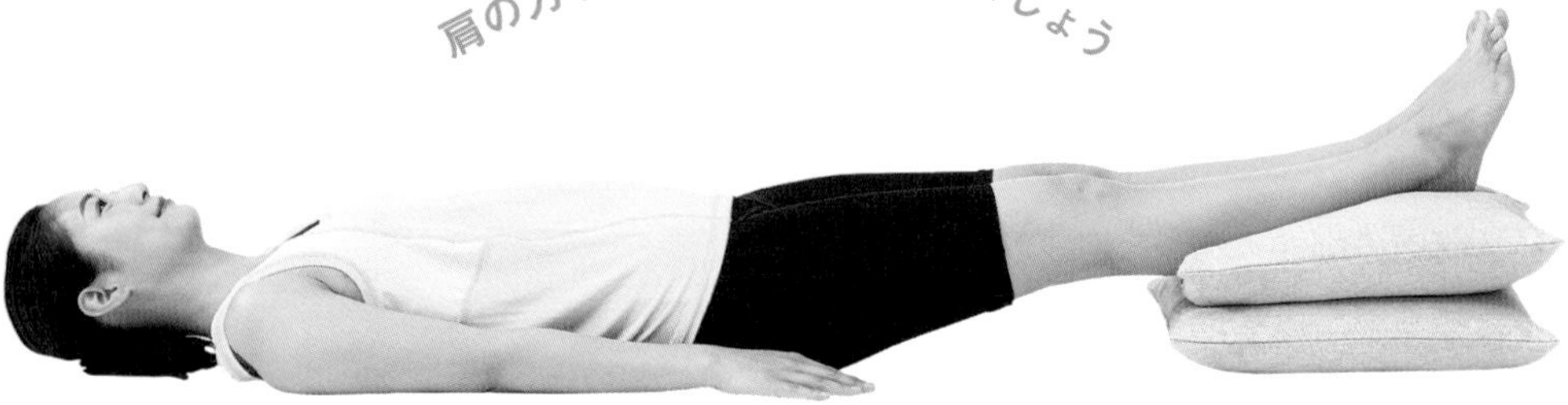

昼間、両足をクッションなどの上に置いて少し高くして15分間横になります。下半身にたまった水分が上半身に戻って、足のむくみが予防できます。
足を上げる高さは、腰などに負担を感じない高さにします。

Point

そのまま少し寝てしまってもいいでしょう。ただし、夜の睡眠を妨げないよう20～30分程度に。

夜間頻尿を防ぐ夕方の早歩き

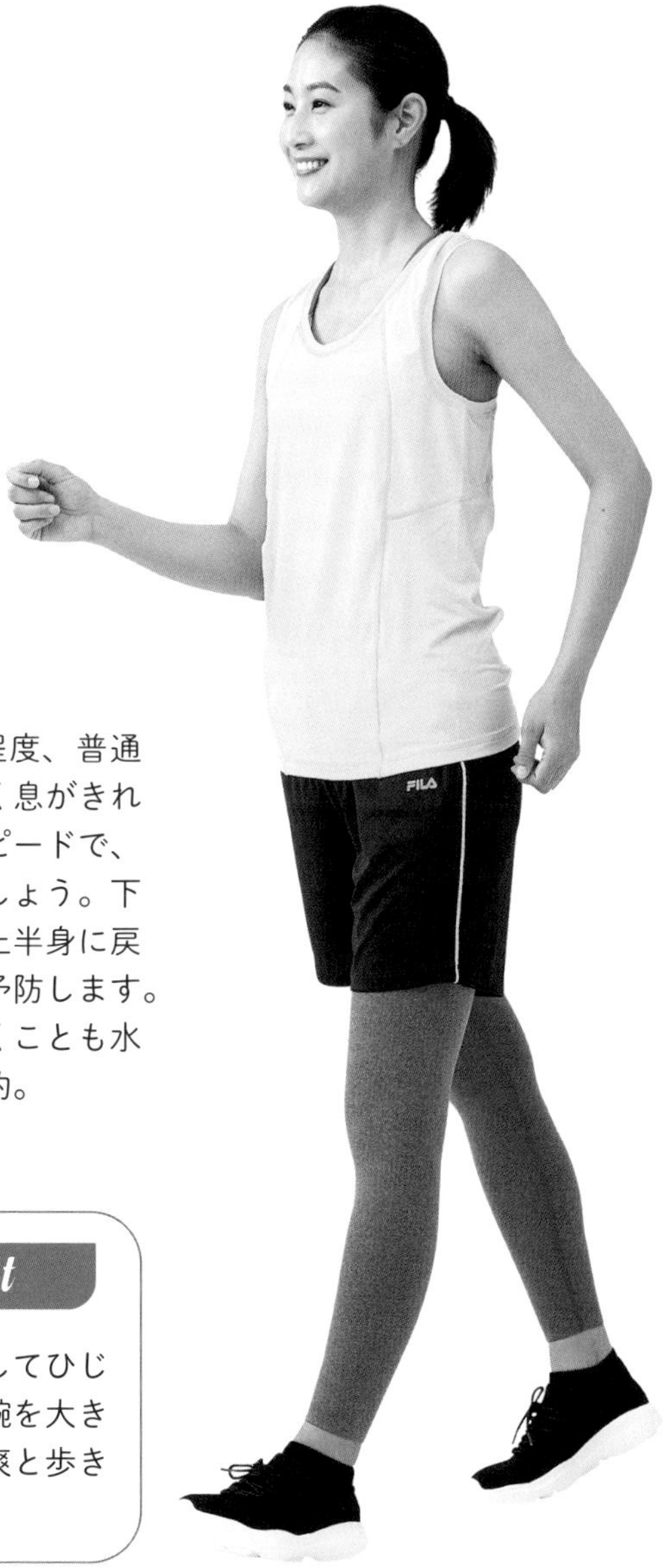

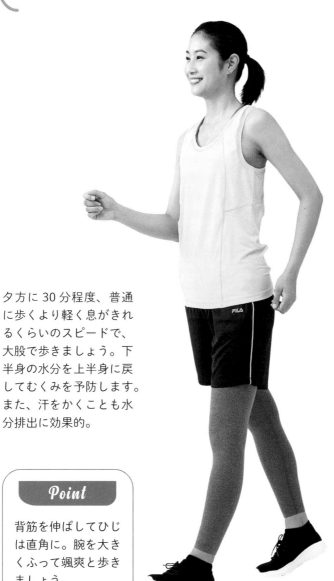

夕方に 30 分程度、普通に歩くより軽く息がきれるくらいのスピードで、大股で歩きましょう。下半身の水分を上半身に戻してむくみを予防します。また、汗をかくことも水分排出に効果的。

Point

背筋を伸ばしてひじは直角に。腕を大きくふって颯爽と歩きましょう。

夜間頻尿を防ぐ足のマッサージ

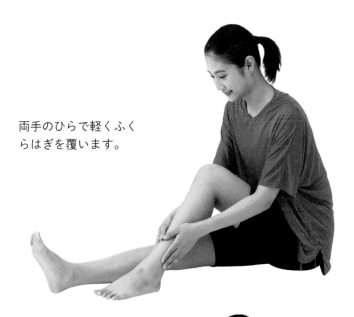

両手のひらで軽くふくらはぎを覆います。

Point

左右合わせて15分程度、夕食後などのリラックスタイムが効果的。素足で行うこと。

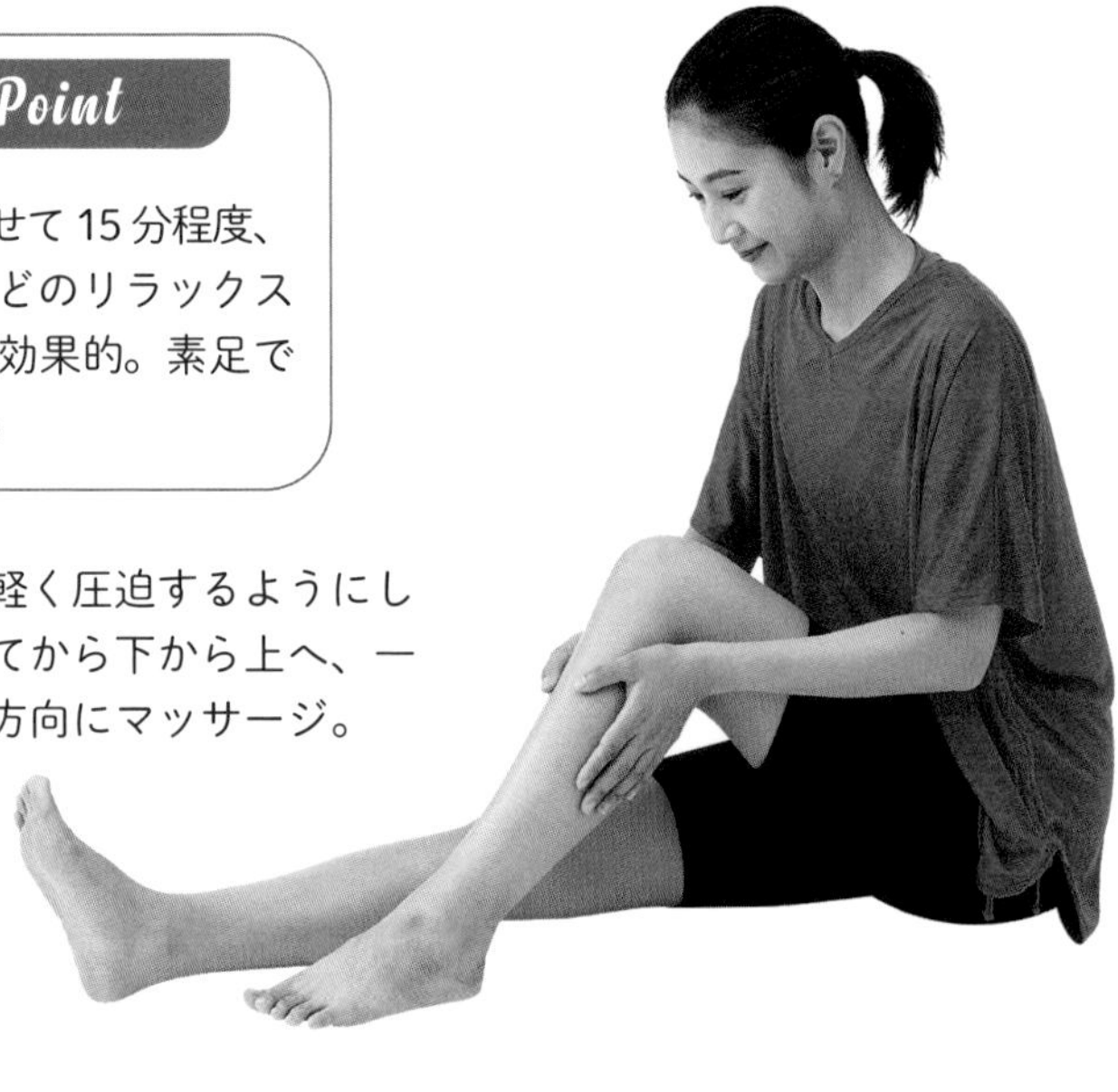

軽く圧迫するようにしてから下から上へ、一方向にマッサージ。

「弾性ストッキング」でふくらはぎのポンプ機能を高める

むくみによる夜間頻尿を防ぐには、夕方に足がむくまなければいいわけです。その対策のひとつが、弾性ストッキングです。「夜間頻尿診療ガイドライン」（第2版・2020）でも夜間頻尿を抑える効果が認められ、推奨されています。

弾性ストッキングとは、弾力性のあるストッキングのことです。足首に一番強い圧力がかかり、上に向かって圧力が弱くなる段階的圧力構造になっていて、その**締めつける力によって、足に滞った血流を促す効果**があります。

弾性ストッキングにはさまざまな種類があります。形状には、ハイソックスタイプ、太ももまでのストッキングタイプなどがあり、初めてはくなら、ひざ下までのハイソックスタイプがおすすめです。サイズは自分にあったものを選びましょう。朝はいて、入浴するときに脱ぐようにして、足のポンプ機能を高めましょう。

弾性ストッキングの選び方

選び方

1 はきやすいタイプを選ぶ

ハイソックスタイプ、ストッキングタイプ（太ももまで）、パンストタイプ（お尻まで）があります。効果に違いはありません。はきやすいのはハイソックスタイプです。

選び方

2 ピッタリサイズを選ぶ

足首とふくらはぎの周囲を測り、サイズ表を参考に選びます。足首とふくらはぎでサイズが違う場合は足首に合わせましょう。

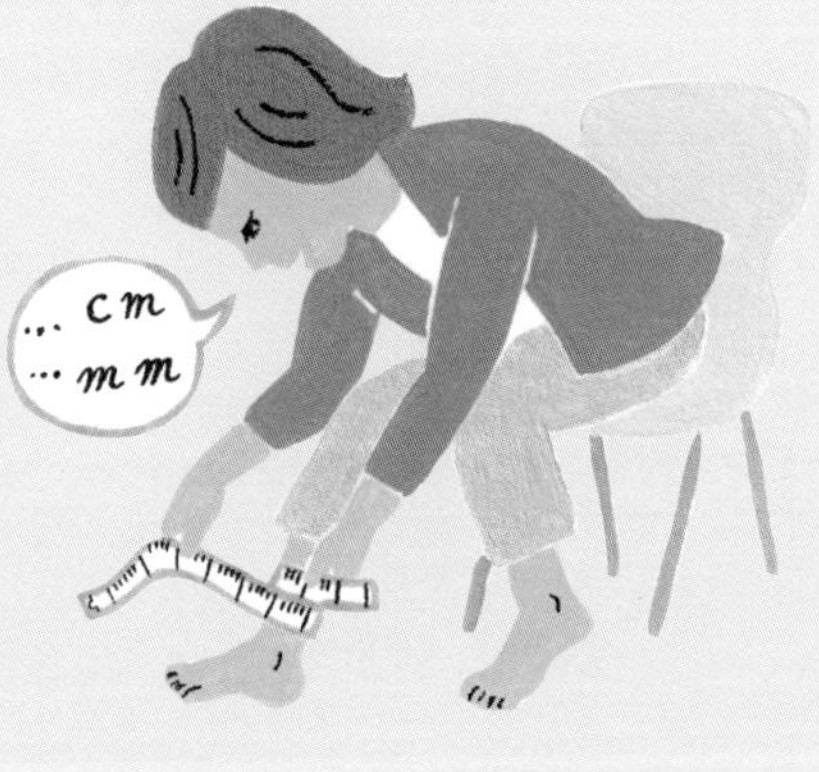

はき方

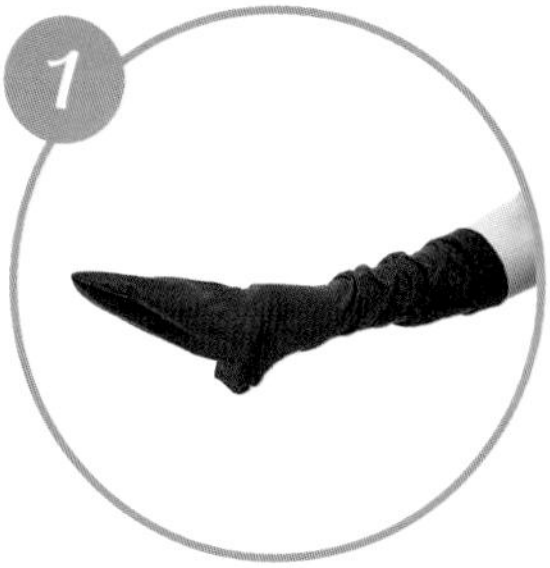

ストッキングの中に手を入れて、内側からかかとの部分をつまみます。

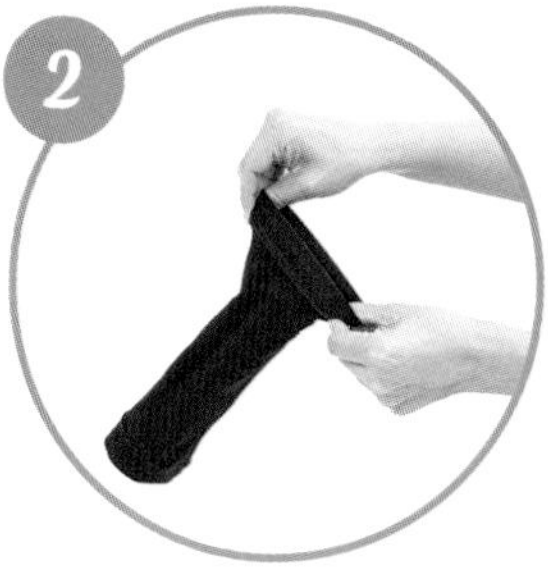

かかと部分をつまんだまま、ストッキングをかかと部分までひっくり返したら、かかとが下になるようにして、はき口を左右に広げます。

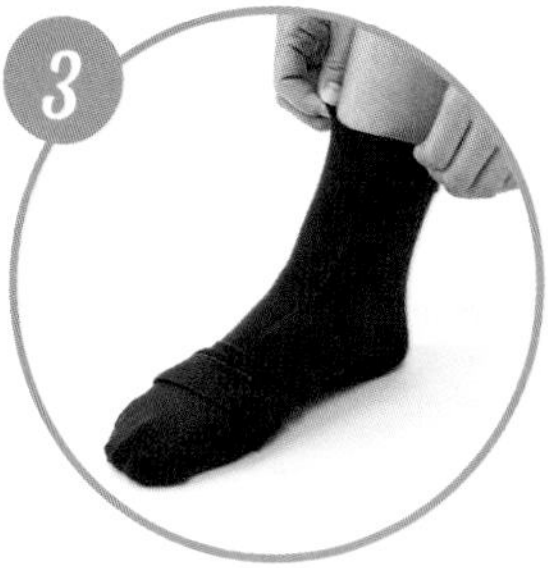

広げたはき口に足を入れてストッキングと足のかかと部分を合わせます。

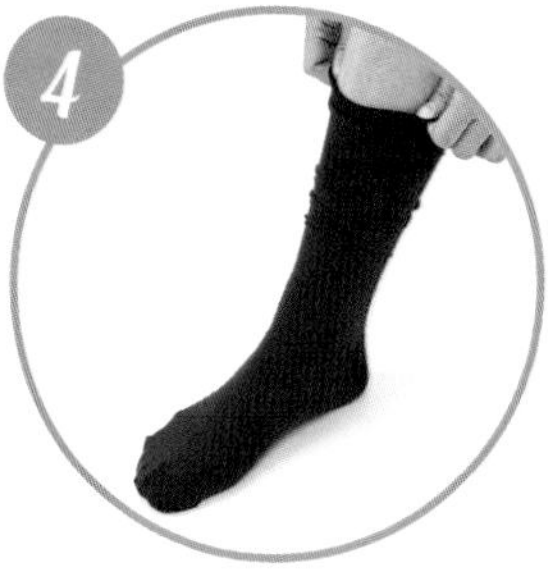

裏返した部分を両手で持ち、ひざに向かって表に返しながらはきます。

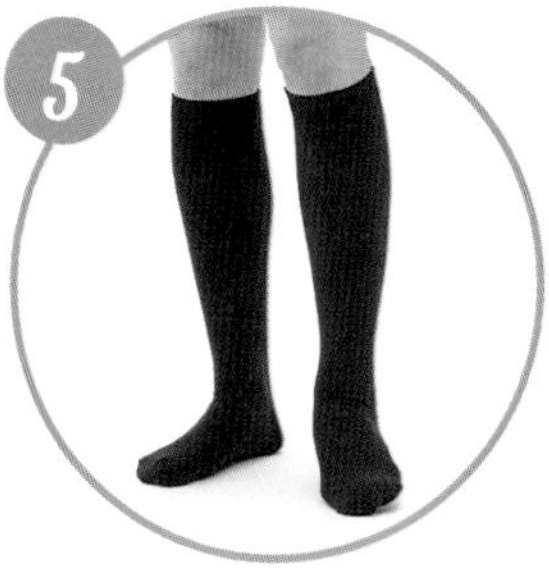

全体にシワが寄らないように調整します。

すきま時間の「青竹踏み」で、足裏のツボから改善を

足裏には、体の部位や内臓と関係のあるツボが多くあります。**土踏まずの周辺には、腎臓や膀胱、尿管のツボがある**とされ、鍼灸《しんきゅう》の世界でも土踏まずを刺激して膀胱、尿道の働きを整えるという手法があります。くるぶしに鍼《はり》を打つと尿失禁が改善するという報告もあります。自分で鍼を打つのは無理ですが、**土踏まずへの刺激が過活動膀胱や夜間頻尿の改善につながる**ことから、青竹踏みを試してみるのもおすすめです。

青竹踏みは、「仙骨神経刺激療法」という電気で神経を刺激する過活動膀胱の治療と、同じような作用があると考えられます。

心地よい刺激になり、足のむくみもとれてスッキリします。部屋の隅に置いておき、テレビを見ながら、電話しながらなどちょっとした時間に足裏を刺激してみましょう。最近では、突起がついている足ツボマットなどのアイテムも簡単に入手できるようになりました。自分に合ったアイテムで足裏のツボを刺激しましょう。

足のツボを刺激する

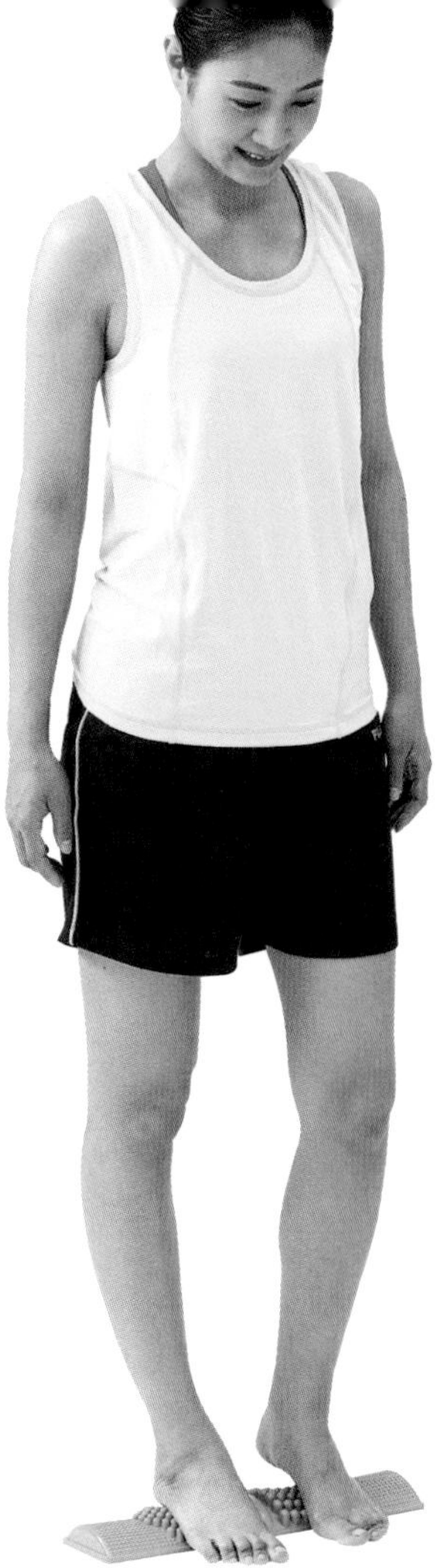

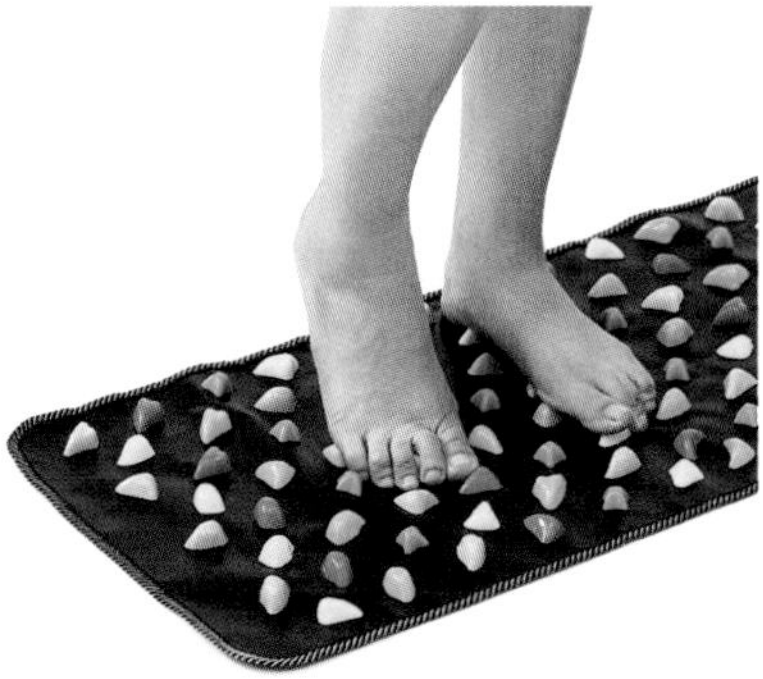

土踏まずには膀胱のツボがあり、刺激することで血流がよくなります。

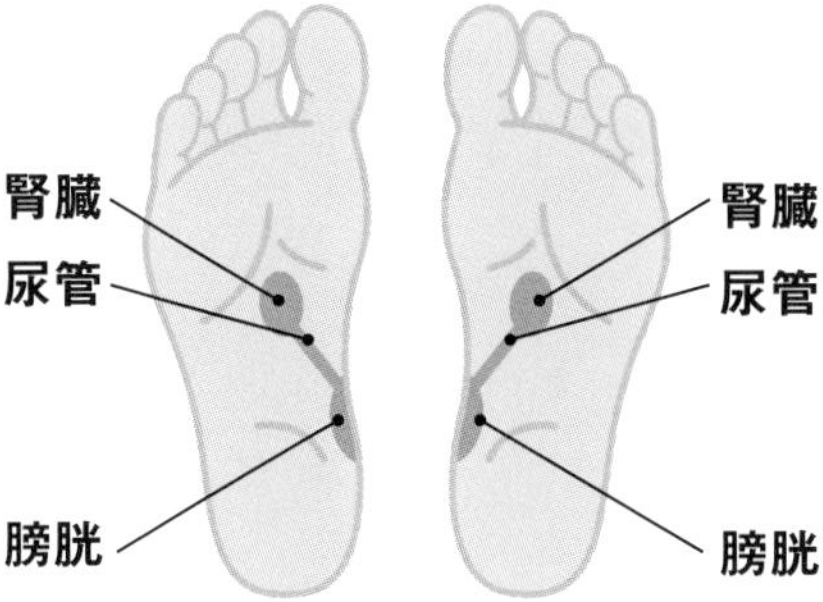

足裏は、全身の縮図とも。刺激することで活性化します。

朝と夕方、土踏まずを青竹踏みで刺激。無理のない程度に。

Point

痛気持ちいいぐらいがちょうどいい刺激。やりすぎには注意しましょう。

「会陰さすり」のやさしい刺激で頻尿を改善する

セルフケアは、続けることで効果が出ます。ただ、それまで時間がかかることがあるので、早く効果を得たいときは、**会陰部の皮膚をやさしく刺激する**方法を試してみましょう。過活動膀胱の原因のひとつに、自律神経の乱れがあります。脳から膀胱の筋肉を収縮する指令が出されて、頻繁に尿意を感じてしまうのです。会陰さすりは、この**膀胱の筋肉をコントロールする**自律神経に働きかけ、過剰な収縮を抑える効果が期待できます。ただし、刺激が強いと逆に膀胱を収縮させるように働きかけてしまうので、あくまでもやさしく刺激することが大切です。

浴室などの皮膚が濡れるところでは感触が変わってしまう可能性があるため、避けましょう。朝や日中に行うと昼間の頻尿に、寝る前に行うと夜間頻尿に効果があります。女性だけでなく、男性にも効果が期待できます。

会陰さすりのやり方

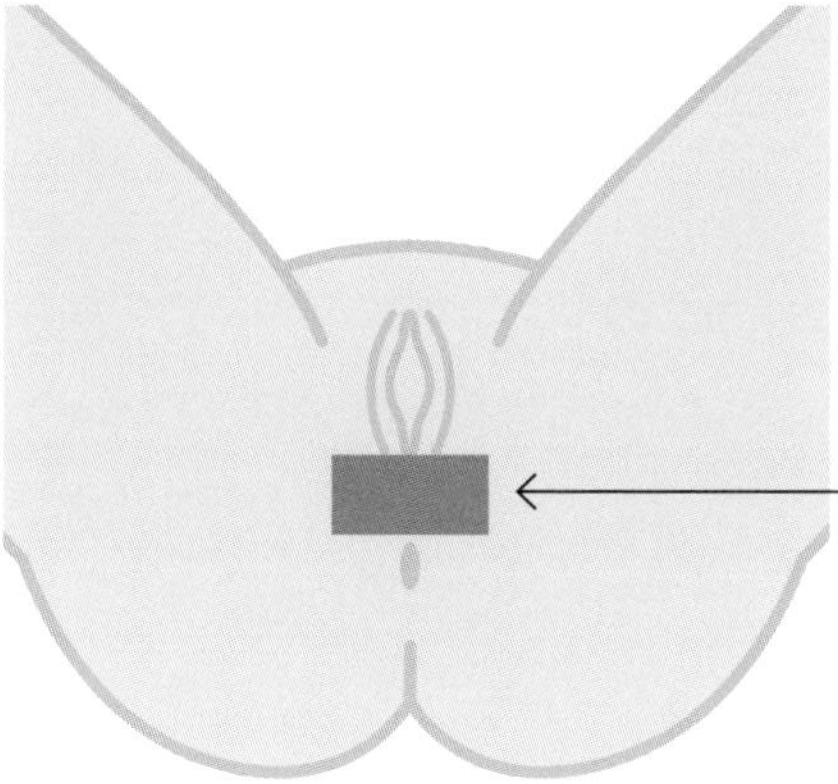

トイレなどで膣（男性は睾丸）と肛門の間を、指で左右にさすります。

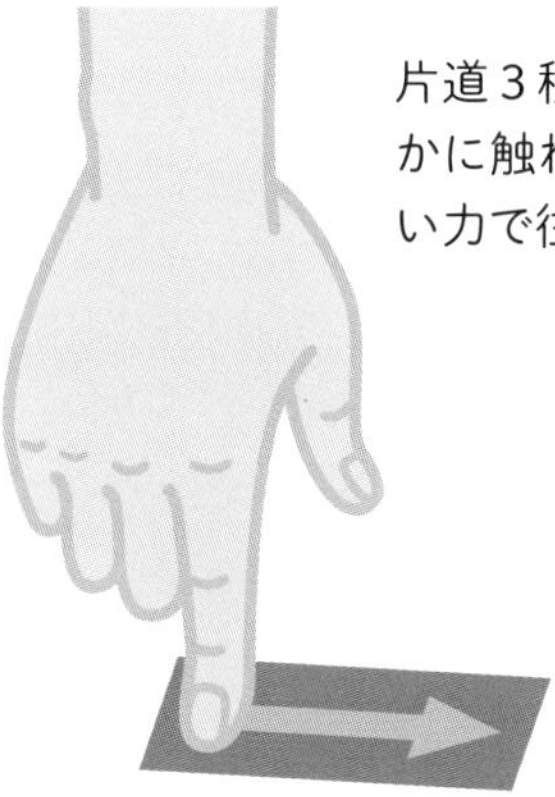

片道３秒の速さで、かすかに触れる程度のやさしい力で往復10回行います。

Point

専用のローラーも販売されています。指で行うことに抵抗がある人は使用してもいいでしょう。

水分のとりすぎが頻尿や尿もれを引き起こす

「血液がサラサラになるから」などの理由で、健康のためにと水分を多くとる人が増えています。**自分で思っている以上に水分をとっている**ことが、頻尿につながっているケースが多くあります。飲み物としてとる場合の1日の適切な水分摂取量は、**体重1kgにつき20〜30㎖が目安**です。体重50kgの人で1000〜1500㎖となります。これには食事に含まれる水分は含みません。

季節や気候、運動量などによって多めにとったほうがいい場合は、加減してください。飲み物の摂取量が適切であっても、食事で味噌汁やスープをたくさん飲んでいるために頻尿になることも。食事でとる汁物の量も記録しましょう。ただし、頻尿や尿もれを恐れるあまり、極端に水分摂取量を減らすのもよくありません。熱中症の危険もあります。

1日の水分量を記録して、多すぎるなら少し減らしてみる、夜間にトイレに行く回数が多いなら、夕方から夜にとる量を減らしてみる、など自分なりに工夫をしてみましょう。

1日にとる適切な水分量

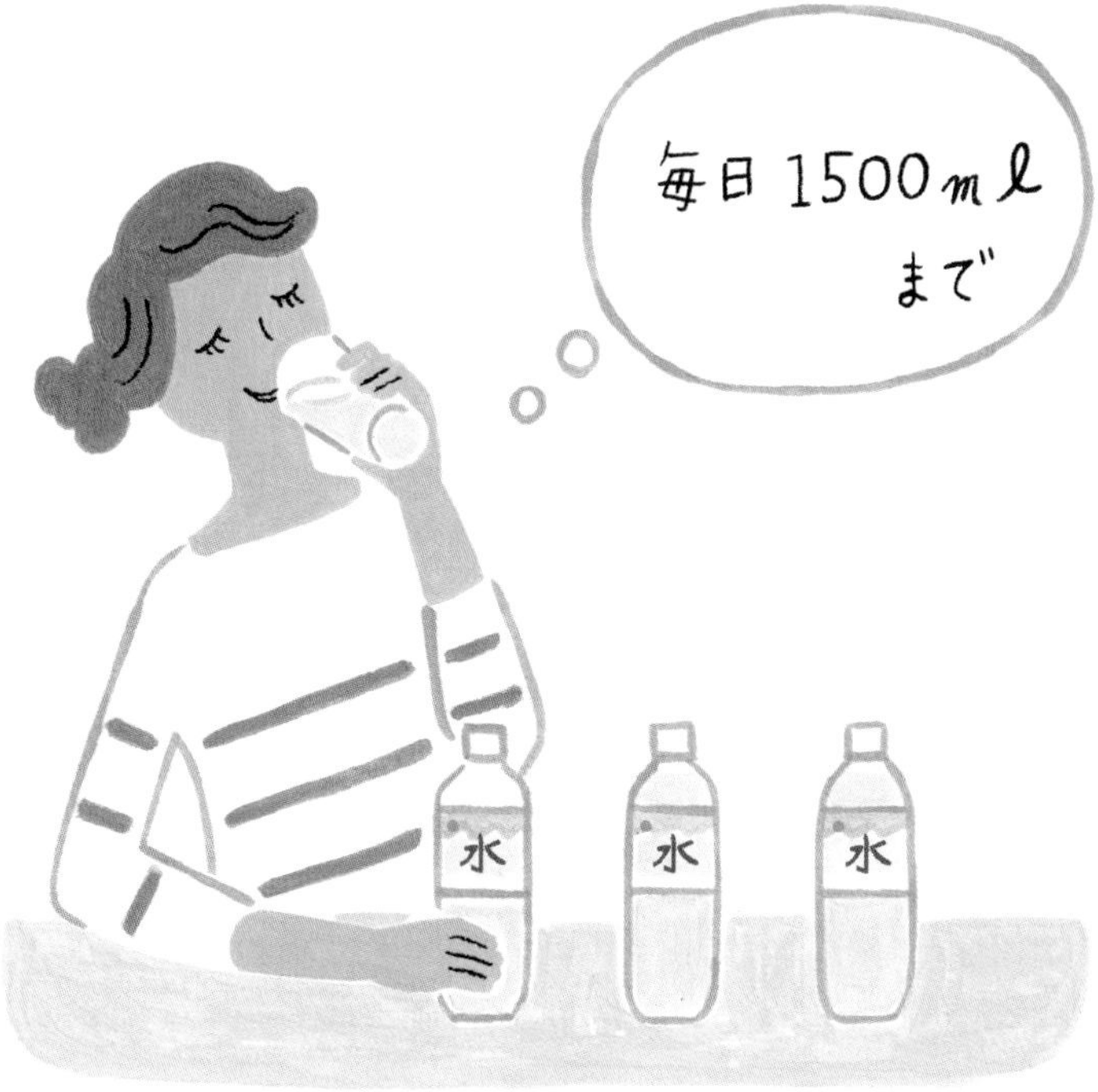

健康な成人の尿量は、1000～1500mℓ。これ以上に水分をとれば、尿量が多くなり、トイレが近くなります。1日の適切な水分摂取量は、食事でとる水分量を除いて体重50kgの人で最大1500mℓ。季節や気候、活動量などによって多めにとる場合は加減して。

減塩は、頻尿や尿もれだけでなく高血圧のリスクも軽減

塩分の多いものを食べると、のどが渇きます。それは人間の体には、体内の塩分濃度を一定に保とうとする働きがあるので、塩分をとりすぎると、濃度を薄めるために水をたくさん飲みたくなるのです。水分を多くとるので、自然と尿の量が増えてしまいます。

ちなみに塩分は体内ではナトリウムとして必要な分だけ吸収され、余分なナトリウムは水分とともに尿として排出されます。

高塩分の食品をとると水分がほしくなり、水分を余計にとるために尿量も増える、こうした悪循環にならないよう、塩分は控えめにする必要があります。

塩分は血圧にも影響を及ぼします。塩分濃度を薄めるためにとった水分が体内に蓄積すると、血流が増加して血圧が上がります。高血圧は脳梗塞や心筋梗塞を招く原因にもなるため、塩分を控えることは頻尿・尿もれの予防だけでなく、健康を保つためにも大事なことです。減塩をはじめとした生活習慣の改善を心がけ、健康的な毎日をめざしましょう。

塩分に気をつけたい食品

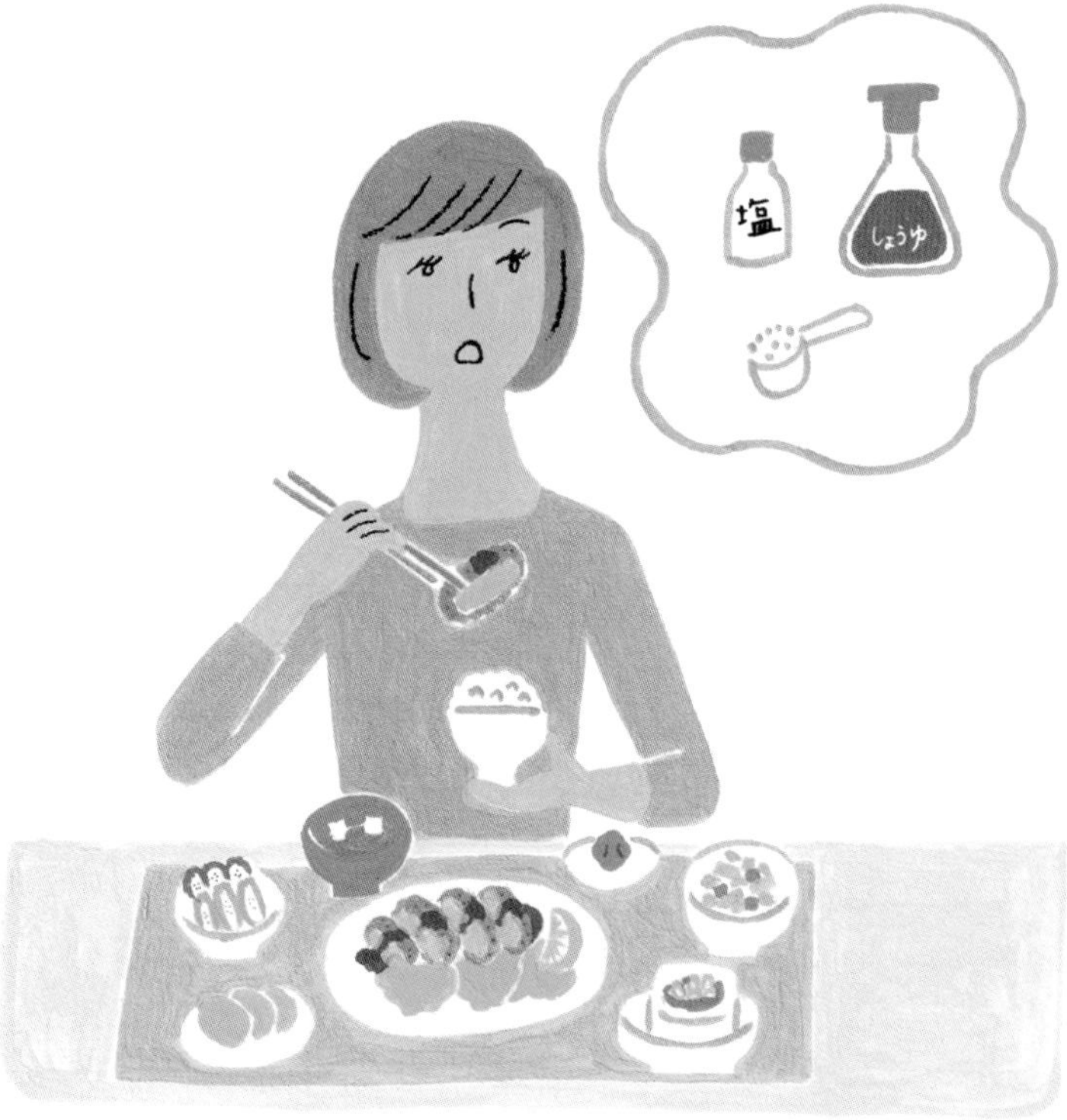

塩分を多く含む食品の代表は、たらこや塩辛などの塩蔵品、漬物です。パンやうどん、そうめんなど主食になるものにも、意外と塩分を多く含むものがあります。これらをよく食べる人は気をつけて。また、調味料の使いすぎ、かけすぎに注意です。

尿意を感じやすくなるカフェイン飲料とアルコールは控える

飲料の中でも、緑茶やコーヒー、紅茶、コーラなどにはカフェインが多く含まれています。**カフェインには興奮作用や血管の拡張作用と同時に、尿の量を増やし尿の排出を促す利尿作用**があります。それだけでなく膀胱を刺激する働きもあるため、尿意を催しやすくなります。

外出の予定があるときは、カフェインを多く含む飲料を控えるといいでしょう。

アルコールも同様に、膀胱を刺激する働きと利尿作用があります。頻尿や尿もれに悩む人はできれば控えめにするのがいいですが、飲む場合は利尿作用が少ないお酒の種類を選びましょう。利尿作用はカリウムの含有量で変わり、ビール、ワイン、紹興酒が多めです。炭酸飲料や柑橘系飲料も膀胱を刺激するといわれているので、ビールやサワー系は要注意です。反対にカリウムが少ないお酒は焼酎、ウイスキー、日本酒です。

カフェインに気をつけたいお茶

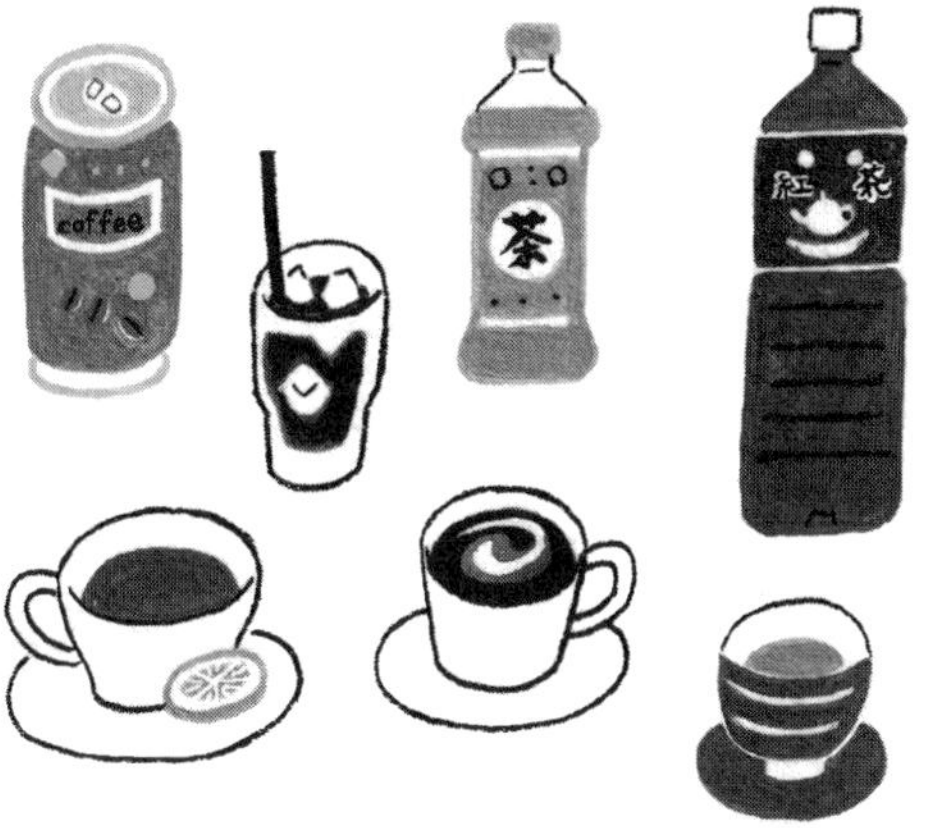

お茶の中でカフェインがもっとも多いのは玉露。次に紅茶、煎茶、ほうじ茶、ウーロン茶、玄米茶の順です。コーヒーは玉露についで多く、飲みすぎには注意が必要です。ノンカフェインコーヒーにするのもいいでしょう。

ノンカフェインのお茶

- 麦茶
- 杜仲茶
- はと麦茶
- そば茶
- 黒豆茶
- ハーブティー

腹部の脂肪を減らして膀胱の負担を軽くする

やせている人より、肥満の人のほうが、尿トラブルが起きやすくなります。一見関係がなさそうな肥満と尿トラブルですが、実は密接な関わりがあるのです。

ひとつには、腹圧性尿失禁が起こりやすくなること。**おなかの脂肪が膀胱を圧迫するので中の尿がもれやすくなる**のです。

もうひとつは、**重い脂肪や内臓を支えるために骨盤底筋に負担がかかる**こと。骨盤底筋が傷み、内側にある臓器を支えられずに膀胱が圧迫されたり、尿道が締まりにくくなります。

肥満といっても見た目での感じ方は人それぞれですから、ＢＭＩ（体格指数）で判断しましょう。ＢＭＩ（体重(kg)÷身長(m)÷身長(m)）が25以上の人は、体重を減らすこと。体重の５％減を目安にダイエットしましょう。

まずは食事の内容と量を見直しさらにウォーキングなどの軽い運動も行いましょう。減量するうちに尿トラブルを改善できるはずです。

肥満と膀胱の関係

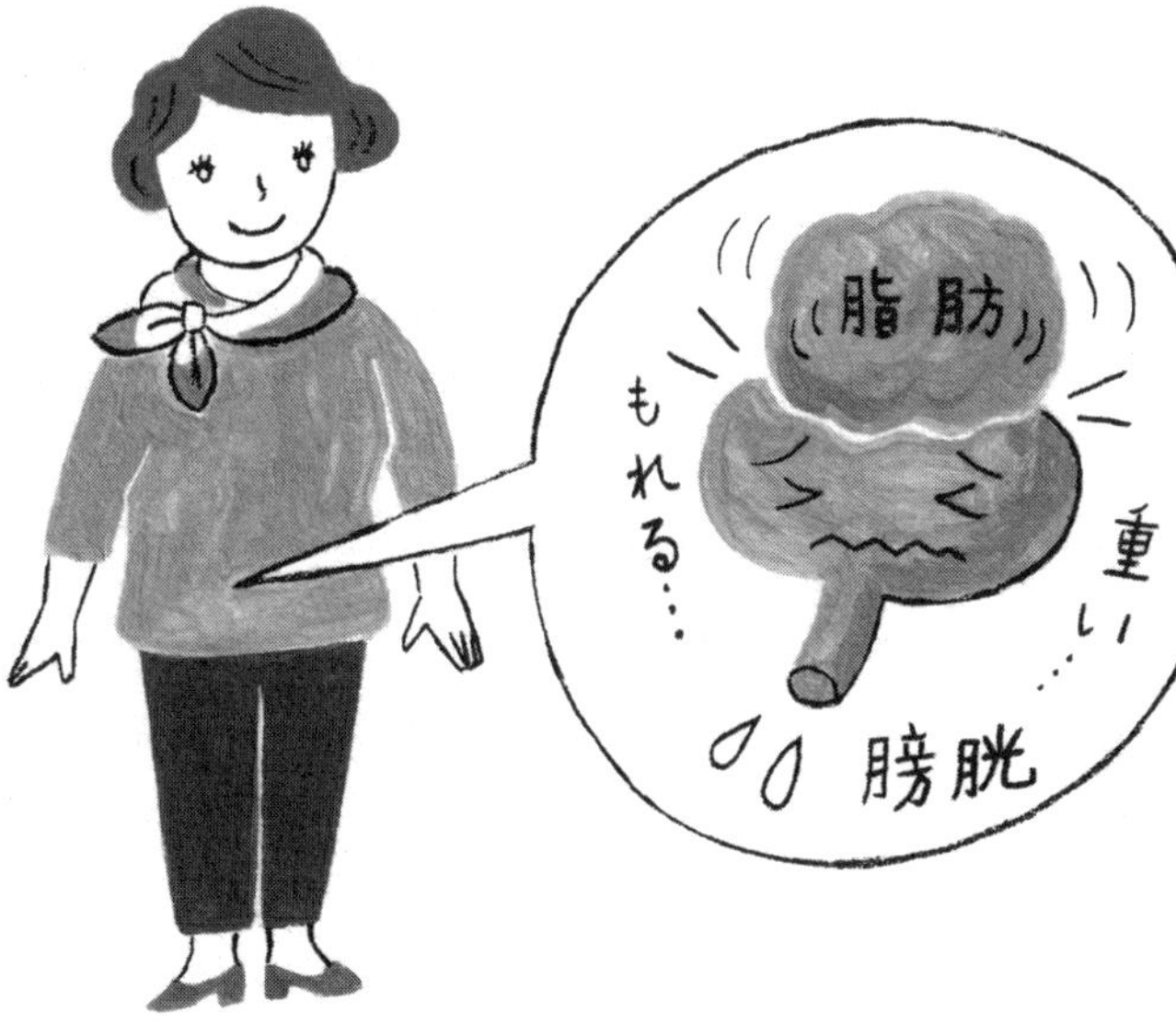

腹部の脂肪が多い肥満状態だと、膀胱に常に重石がのっているようなもの。圧迫された状態なので、尿もれが起こりやすくなっています。

体重を5%減らそう

体重kg × 0.05 ＝ 減らすkg

体重 65kg の人の場合、「65×0.05＝3.25kg」となり、めざす体重は 61.75kg となります。減量によって、尿トラブル以外の生活習慣病も予防・改善できるかもしれません。

シャワーですまさず、ゆっくり湯船で体をあたためる

毎晩の入浴は、尿トラブルを改善するのに効果的です。入浴によって**血流がよくなったり、足に水圧がかかってむくみがやわらいだりする**ことで、膀胱にたまった水分が尿として排出されやすくなります。そのため、寝る直前に入浴すると、夜中にトイレで起きてしまうことも。**遅くとも就寝の2時間前までの入浴**を心がけてください。

また、ゆっくり**湯船につかることで汗が出るのもいいこと**です。就寝までに、たまった水分を排出しておけば、夜間のトイレ回数も減少してストレスも減っていくでしょう。体の冷えも、頻尿や尿もれにつながります。ぬるめの湯にゆっくりつかって体をしっかりあたためることが大切です。

効果的な入浴法

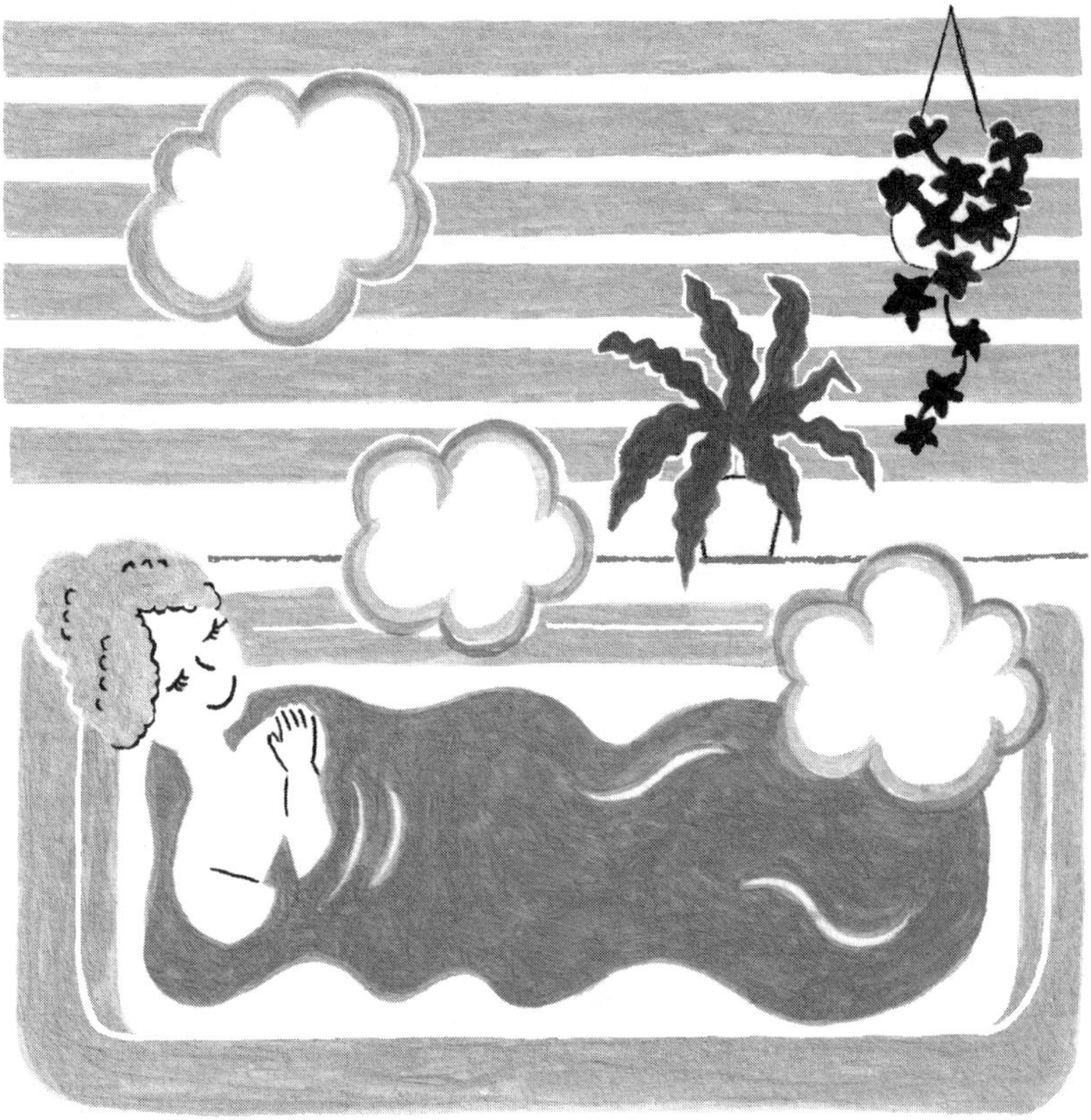

Point

熱すぎる湯温は、血圧が乱高下して心筋梗塞などになるヒートショック事故を起こしかねません。38~40度のややぬるめのお湯にじっくりつかりましょう。

入浴は血流をよくし、体にたまった水分が尿として出やすくなります。寝る2時間前には入浴をすませ、しっかり排尿もしておきましょう。

睡眠の質を上げて、トイレに起きる回数を減らす

眠りが浅いことが、夜間頻尿の原因となっていることがあります。

シニア世代は夜中に目が覚めてしまうことが多いのですが、実際には尿意がないのに「尿意で目が覚めた」と錯覚してしまうケースもあるのです。夜間の尿量がそれほど多くなかったり、過活動膀胱の症状（P15）がなかったりする場合は、**尿意で目が覚めたわけではなく、睡眠障害**かもしれません。

その場合は、睡眠の質を上げることが夜間頻尿を解消する近道です。

眠りが浅い原因を探ってみましょう。昼寝をよくしていませんか？ 20分程度ならいいですが、それ以上寝ると夜の睡眠に影響が出る可能性があります。また、寝つきをよくするために寝る直前に飲酒をすると、逆に深く眠れずに目が覚めてしまいます。

いびきが原因で睡眠障害が起きる、睡眠時無呼吸症候群の可能性も考えられます。心当たりのある人は、医療機関を受診してください。

質のよい睡眠をとるには

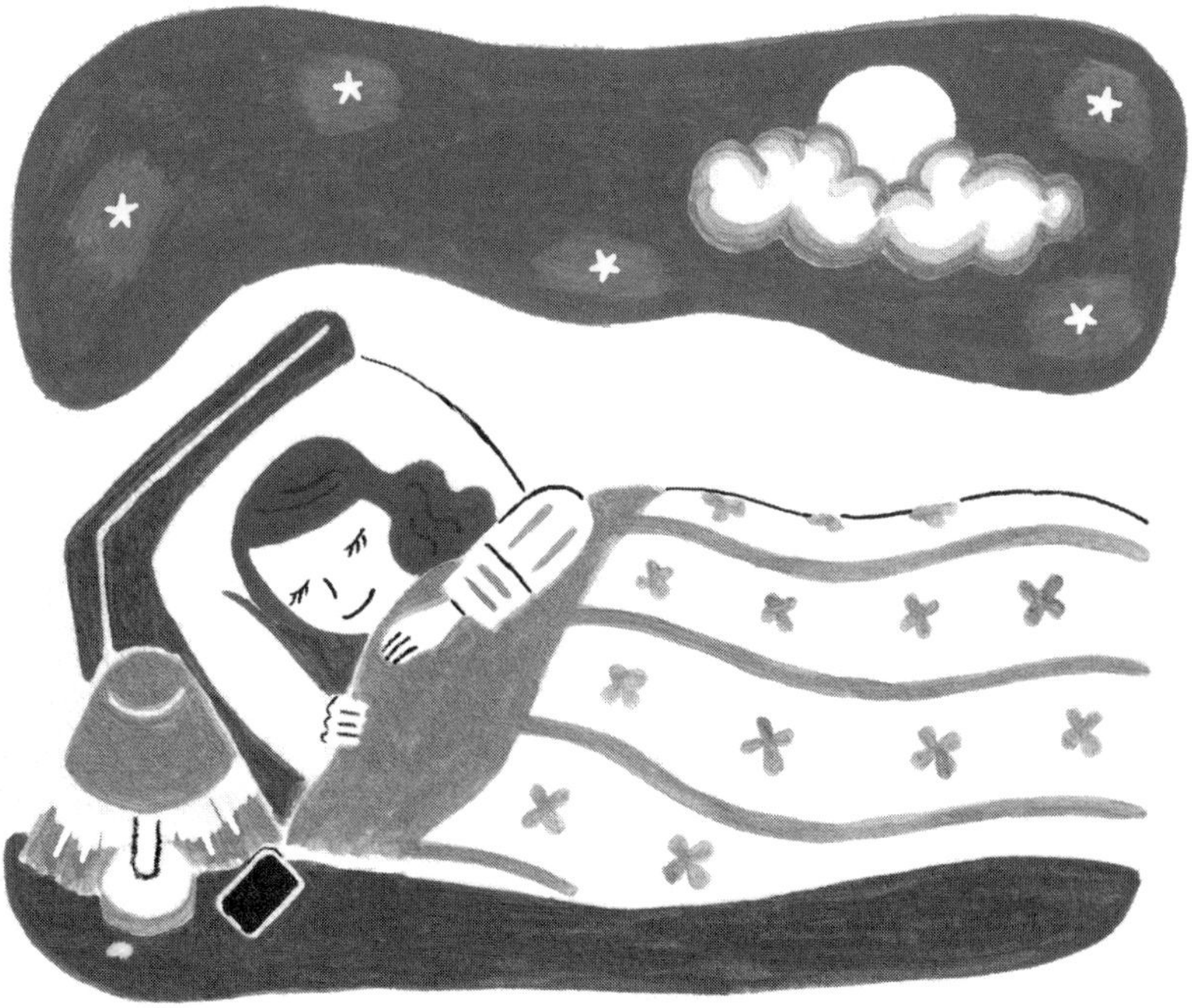

就寝前にスマホを見ない

スマホやパソコンの光（ブルーライト）は脳を覚醒させる作用があります。

就寝前のアルコール・カフェインをやめる

深い眠りを阻害します。アルコールやカフェインをとるのは寝る４～５時間前までに。

規則正しい生活をする

朝は太陽を浴び、日中は適度に運動、３食きちんと食べることで生活リズムが整います。

昼寝は15時前に、20～30分程度

夜の睡眠に影響しないよう、昼寝は長くて20～30分程度に。

ゆったりしたデザインで、体を締めつけない服を選ぶ

尿トラブルがある人は、服装や靴の選び方も気をつけましょう。ポイントは、**ゆったりとしたデザインのもの**を選ぶこと。腹部をキュッと締めつけるようなスカートやパンツは腹圧がかかるので避けましょう。上着もタイトなものよりゆったりしたデザイン、サイズを選びます。ガードルや補正下着もなるべく避けましょう。これらは**常に腹圧がかかった状態**になるため、尿もれしやすくなります。

男性にも同じことがいえます。ピッタリしたスキニーなパンツなどは、下半身を締めつけるので尿もれしやすくなります。少しゆとりのあるものを選びましょう。

靴選びも重要です。フィットしていない靴で足を締めつけていると、**足だけでなく骨盤内の血流も悪くなり、膀胱や尿道の機能を低下**させることがあります。

体を冷やさないことも服装選びには大切です。特におなかの冷えは尿意の原因になるので、ショーツはおへそまでしっかり覆うタイプにしましょう

おすすめファッション

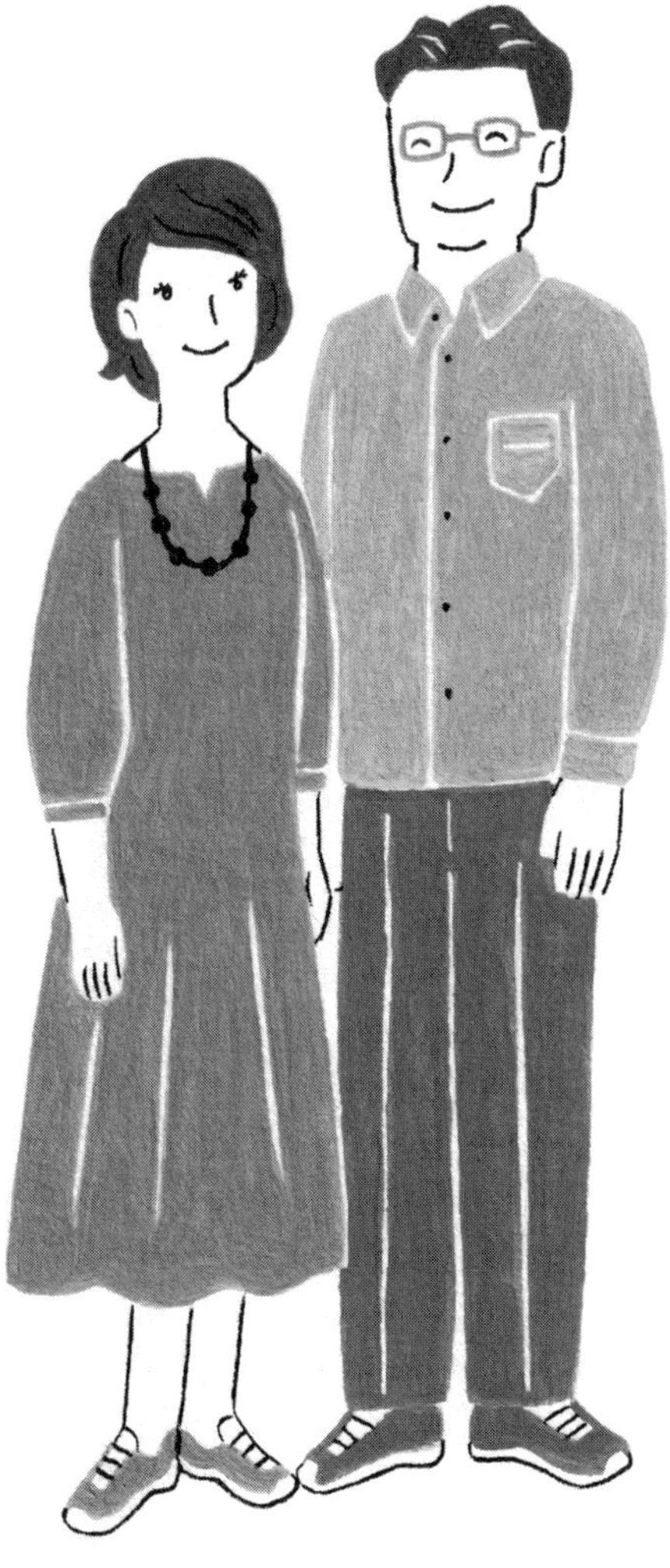

1 締めつけない

ウエストはきつすぎず腹部を締めつけないものを。全体に少しゆったりとしたデザインのファッションがおすすめです。

2 あたたかいもの

冷えは尿トラブルの大敵。特に下腹部の冷えは禁物です。おなかまわりは夏でも冷やさないよう、機能性下着などで工夫を。

3 軽いもの

重さのある服は肩が凝り、間接的に内臓にも負荷がかかります。特に冬は、軽くてあたたかな素材の服を選びましょう。

尿もれパッドなどのアイテムを時と場所に合わせて利用してみる

尿トラブルで大切なことは、ＱＯＬ（生活の質）を下げないことです。尿もれや頻繁にトイレに行かなければならないことを心配して外出を避けたりしていては、人生を謳歌《おうか》できません。

そんなときは、尿もれパッドや尿もれパンツを使用するのがおすすめです。

最近発売されているものは、**機能性もファッション性もすぐれています**。吸水性があり消臭機能もあるのに見た目は普通の下着と変わらないショーツ、厚みをあまり感じさせないパッドなど、さまざまな種類があります。排尿日誌をつけ、自分の尿量を確認し、適切なものを選びましょう。もちろん男性用もあります。

一度使ったら手放せなくなるかも、とは思わずに、トレーニングと併用して「ちょっと助けてもらおう」ぐらいの感覚で**気軽に使ってみましょう**。

part 3

頻尿・尿もれの原因と対策

加齢によって尿トラブルのリスクが高まり、特に女性に多く発症する

「年をとって尿トラブルが増えた」という方がたくさんいます。尿トラブルには、**頻繁にトイレに行きたくなる「頻尿」、ふとしたはずみにもれてしまう「尿もれ」**などがありますが、どちらも単なる老化現象ではなく、これらの症状を引き起こす病気が原因です。**加齢によって尿トラブルを引き起こす病気のリスクが高まる**のです。

頻尿や尿もれといっても、症状の出方や原因は実にさまざま。頻尿も、昼間起きているときに行きたくなる頻尿と、寝ている間だけトイレが近くなる「夜間頻尿」がありますし、トイレに行く回数にも個人差があります。

40歳以上の女性の場合、４割近くの人はなにかしらの尿トラブルを経験しているといわれており、高齢になるとどんどん悪化します。特に尿もれの場合は、もれることへの恐怖感や羞恥心から「人と会うのが嫌になる」「とじこもりがちになる」など心身に悪影響をもたらすことも。できるだけ早く、専門医を受診するのがいいでしょう。

頻尿と尿もれの重大な原因は「過活動膀胱」

頻尿と尿もれの原因としてあげられるのが、**過《か》活《かつ》動《どう》膀《ぼう》胱《こう》**です。

膀胱は、下腹部の中央にある臓器で、尿管によって左右の腎臓とつながっています。腎臓では、血液中の老廃物や余分な水分から尿がつくられています。尿は尿管を通って膀胱に徐々にたまり、一定量に達すると尿道を通って外に排出されます。**膀胱は尿を一時的にためておく場所**なのです。

過活動膀胱になると、膀胱に尿を十分にためられなくなります。男女ともにかかる病気で、40歳を過ぎた頃から頻尿や尿もれなどの症状があらわれるようになります。

通常なら１５０～２００㎖程度で尿意を感じはじめ、約３００㎖ほどたまるとがまんできなくなる最大尿意に達します。過活動膀胱になると、**尿をためられないので少しの量で最大尿意に達してしまい**、トイレをがまんできなくなるのです。

しかもその症状は、がまんしていて徐々に強くなる尿意とは違って、**突然起こるがまんできない強い尿意**です。そのため、トイレに間に合わずに尿がもれてしまったり、尿意におそわれることやもらしてしまうのが怖くて何度もトイレに行く頻尿になります。

こうした症状が**週1回以上起こる**、日中に**排尿が8回以上の昼間頻尿がある**場合は、過活動膀胱が疑われます。

頻尿とは、一般的に「朝起きてから寝るまでの排尿回数が8回以上、夜間1回以上」と定義されています。ただ、回数は人それぞれ違いますし、10回行く人でも本人が困っていないなら心配いりません。

通常、膀胱は尿がたまるとゆるんで風船のようにふくらみ、一定量たまると収縮して、尿道を通って排出します。過活動膀胱は、**十分に尿がたまっていないのに膀胱が収縮してしまう**ことで、急に強い尿意が起こるのです。

その原因としては、加齢によって尿道を締める尿道括約筋や骨盤底筋が弱くなる、膀胱がしなやかさを失って小さくなる、自律神経の乱れで起こるなどの「非神経因性」と、脳梗塞や脳出血の後遺症など、神経の障害によって起こる「神経因性」があります。

過活動な膀胱とは

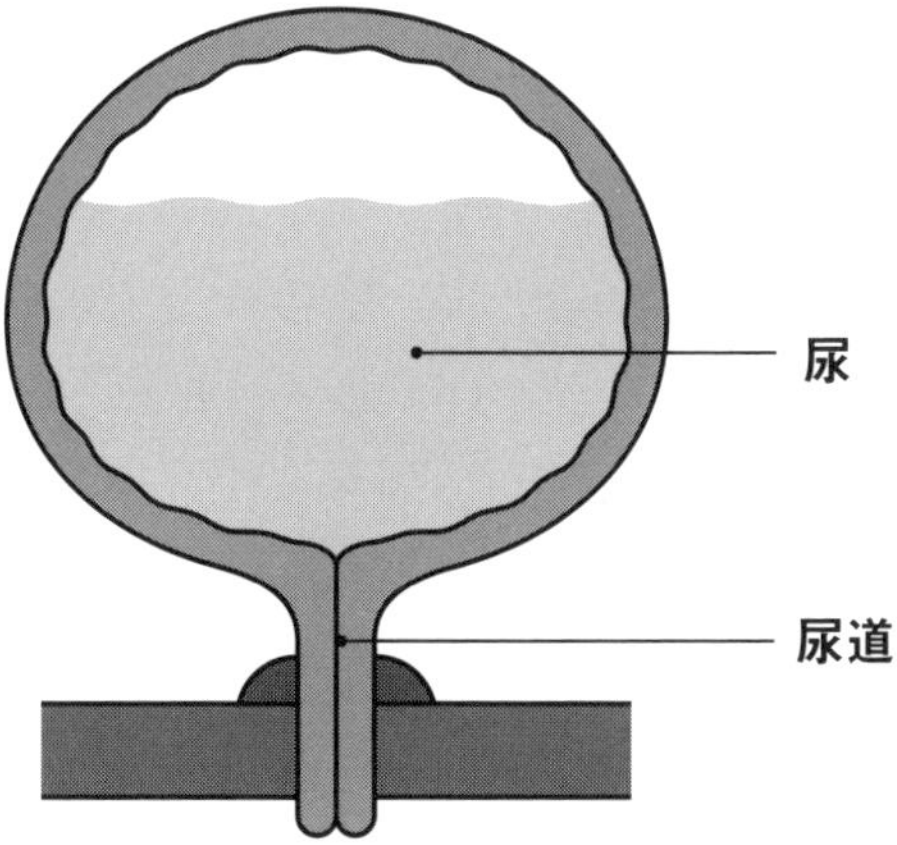

正常な膀胱

膀胱がゆるんで尿がたまり、一定量になると膀胱が収縮して、尿道が広がり排尿する。

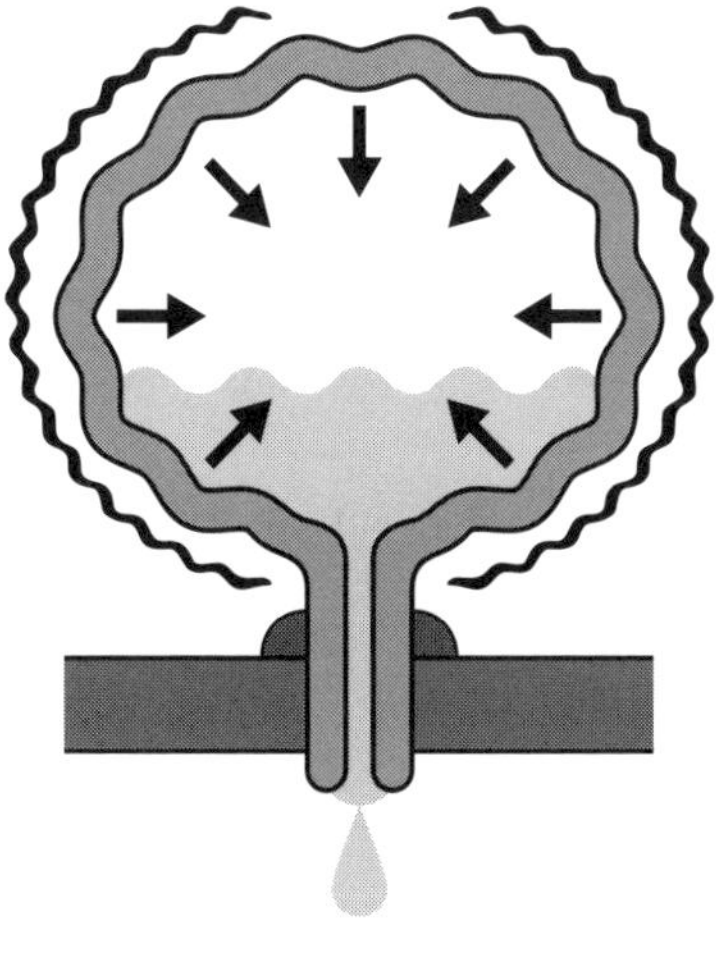

過活動膀胱

尿が少ししかたまっていないのに膀胱が収縮してしまう。突然、強い尿意を感じがまんできずに尿もれする。

また、**男性の場合は前立腺肥大症がある場合にも過活動膀胱が起こりやすくなります**。前立腺肥大症の患者さんの約50％が、過活動膀胱を合併しているというデータもあります。

過活動膀胱は、高齢になるほど起こりやすく、**放っておくと次第に症状が悪化**してしまいます。現在は症状が頻尿だけであっても、この先は尿もれも心配になります。

対策としては、骨盤底筋を鍛えるトレーニングと生活習慣の見直しの2本立てで、症状を改善させることができます。むずかしいことはありません。本書のパート2（P33〜74）でご紹介したセルフケアに取り組んでみてください。

ただし、**頻尿とともに排尿時に痛みがある、残尿感が強い、不快感があるなどの症状がある方は、治療が必要な病気が原因の可能性があるので、すぐに医療機関を受診**しましょう。

過活動膀胱であらわれる主な3つの症状

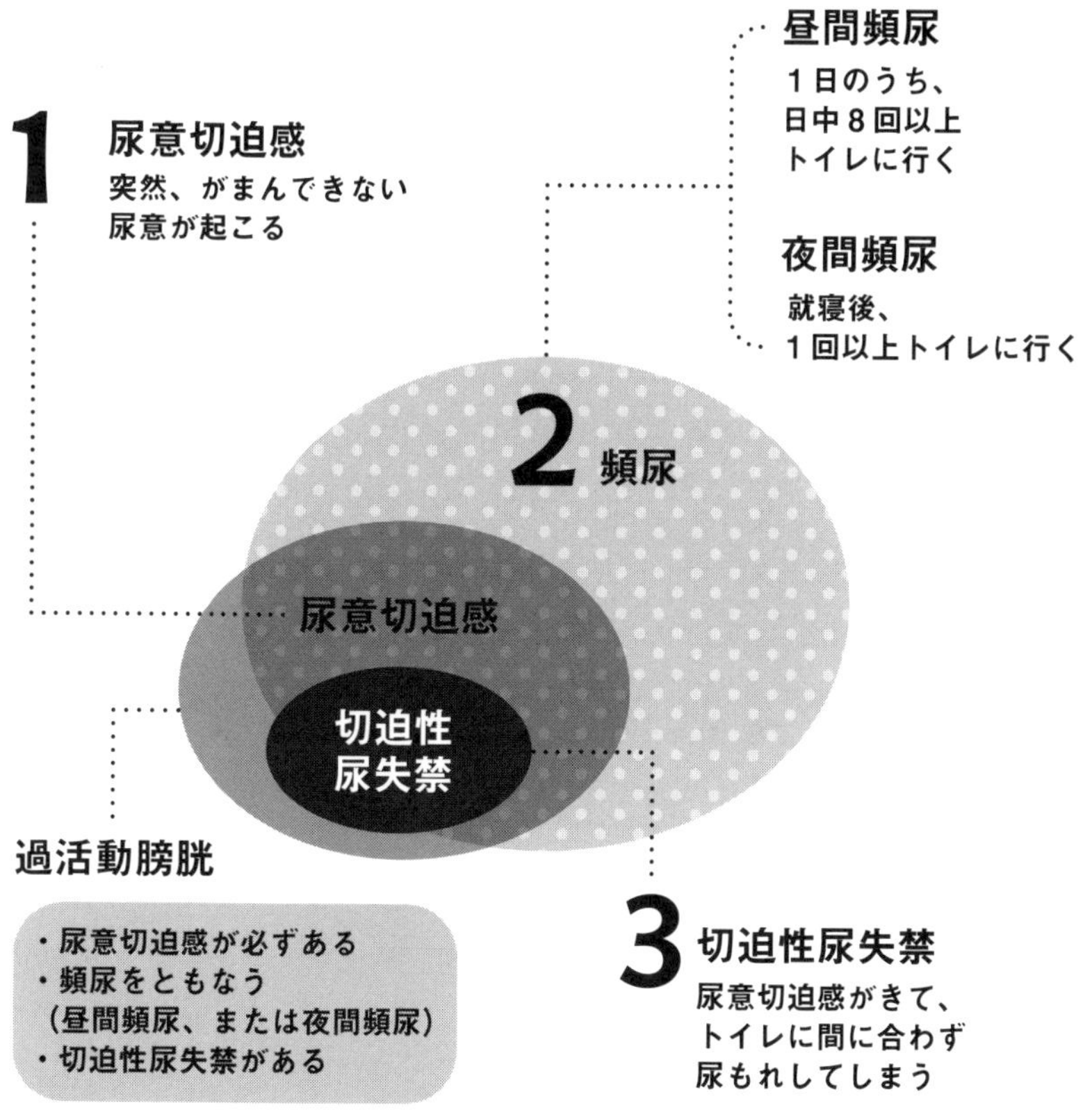
1 尿意切迫感
突然、がまんできない
尿意が起こる
2 頻尿
昼間頻尿
1日のうち、
日中8回以上
トイレに行く
夜間頻尿
就寝後、
1回以上トイレに行く
尿意切迫感
切迫性
尿失禁
過活動膀胱
・尿意切迫感が必ずある
・頻尿をともなう
（昼間頻尿、または夜間頻尿）
・切迫性尿失禁がある
3 切迫性尿失禁
尿意切迫感がきて、
トイレに間に合わず
尿もれしてしまう

40歳以上の男女の12.4％に過活動膀胱の症状があり、約1000万人が過活動膀胱の疑いがあると推定される。

（2003年、日本排尿機能学会の調査による）

水分のとりすぎ、足のむくみなど「夜間頻尿」の原因はさまざま

就寝後、排尿のために1回以上起きなければならず、それによって日常生活に支障をきたしている状態を夜間頻尿といいます。「尿意がなければ、起きずにすむのに」と思っている方は多いでしょう。また、昼間は頻尿ではないのになぜ寝ているときだけ、と不思議に思っている方もいるはずです。

夜間頻尿の主な原因は3つあります。

ひとつめは、夜の尿量が増える**夜間多尿**です。**尿量を減らす作用がある抗利尿ホルモンの体内での分泌が加齢によって減少**し、本来なら昼間に比べて少ないはずの夜間の尿量が多くなってしまいます。これは、シニアの夜間多尿にもっとも多い原因です。

夜間多尿のその他の原因には、**日中や寝る前の水分のとりすぎ**もあります。特に、お茶やコーヒーなどのカフェイン、アルコールは利尿作用があるため、尿量も増えて

しまうのです。

また、**糖尿病や高血圧、心不全などの病気が原因**のこともあります。糖尿病の人は自覚症状のひとつに喉の渇きがあり、水分を多くとってしまうので尿量が増えます。高血圧の人は、食事でとりすぎた塩分を昼間だけでは尿として排出しきれず、夜間に尿量を多くつくって出そうとするため、睡眠中でもトイレに行きたくなります。

夜間多尿の原因として近年注目されているのが、**夕方の足のむくみ**です。夜間頻尿と足のむくみになんの関係が？と思われるかもしれませんが、実際に関連が証明されています。

ふくらはぎは〝第2の心臓〟といわれるように、心臓とともに体の血液を全身に送る役割を果たしています。ところが加齢によって**ふくらはぎの筋力が衰えると血液がうまく循環しなくなり、ふくらはぎに水分がたまります**。これがいわゆる「むくみで足がパンパン」になっている状態です。この状態で夜、寝床につくと、**ふくらはぎにたまった水分が血管に戻り、膀胱に送られて尿意を感じる**のです。特に夕方の足のむくみが夜間頻尿の原因なので、**夕方に足をむくませないことで予防できます**。P53で紹介した弾性ストッキングをはいたり、生活習慣を改善したりしましょう。

ふくらはぎに水分がたまるしくみ

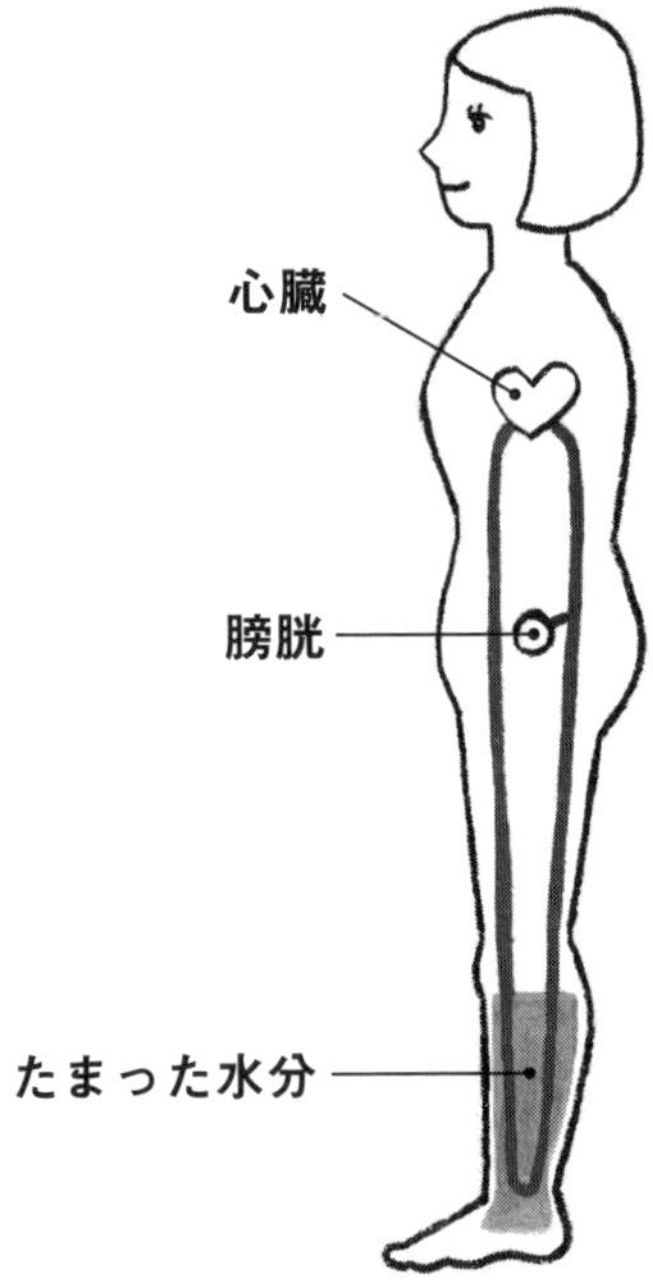

立っているとき

ふくらはぎの筋力が衰えると、ポンプ機能が弱まり、重力の影響で下半身に水分がたまる。

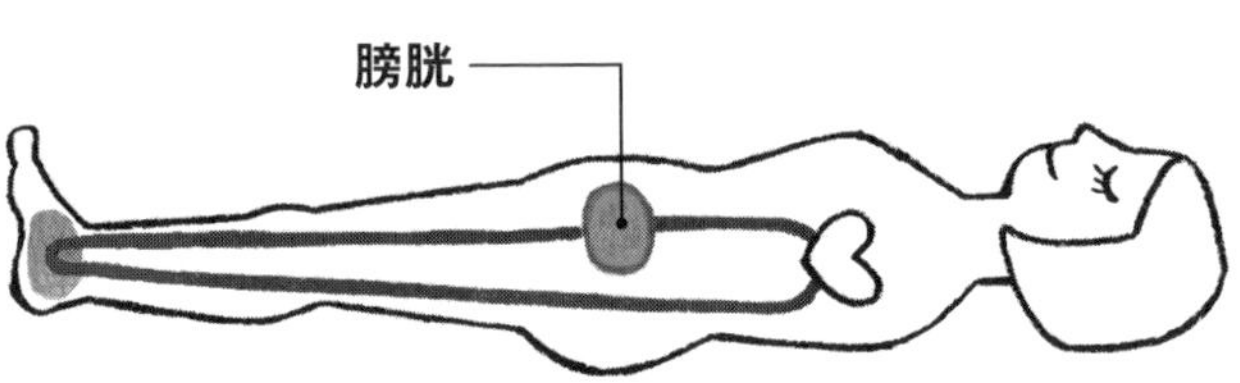

夜、寝たあと

重力の影響を受けにくいので、水分が血液中に戻り、膀胱で尿がつくられやすくなり、尿意が起こる。

夜間頻尿の原因の2つめは、**加齢や過活動膀胱、前立腺肥大などの影響**です。膀胱がしなやかさを失ったり、小さくなったりして尿を十分にためられなくなるため、少しの尿意でも目が覚めてしまいます。

3つめは、**睡眠障害などで眠りが浅くなる**ことです。睡眠障害には不眠症や睡眠時無呼吸症候群などがあり、尿意で目が覚めたと思っていても、実際にはこうした病気によって目が覚めていることがあります。

夜間頻尿で心配なのは、死亡率との関連性の高さです。東北大学の研究チームが、70歳以上の高齢者700人以上の5年間の追跡調査を行ったところ、夜中のトイレの回数が2回以上の人は、1回以下の人に比べて死亡率が約2倍に高まることがわかりました。夜間頻尿は、睡眠時無呼吸症候群によって起こることもありますが、そもそも睡眠時無呼吸症候群は脳卒中や心筋梗塞のリスクを高めるといわれています。こうした**病気が夜中のトイレの多さに隠れているのかもしれません**。

さらに、家の中でも夜中は足元が見えにくく、転倒して骨折、入院するリスクは通常より2・2倍高いという研究結果も出ています。**骨折は高齢者にとって寝たきりのきっかけになる可能性もありますから**、気をつけなければいけません。

強いストレスや環境次第で起きる尿意は「心因性頻尿」

突然強い尿意に襲われる尿意切迫感はないけれど、昼間、特に**外出したとき頻繁に尿意がある**という場合は、心因性頻尿の可能性があります。

これは**精神的な不安やストレスが原因**となって起きる頻尿で、自宅でくつろいでいるときや、就寝したときなどにはほとんど起こりません。膀胱や尿道に病気はなく、尿量も問題はないのに、トイレのことが気になってしかたがない状態です。

大事な仕事や約束、試合などの前や、演奏会や発表会など**緊張を強いられる場面、電車の中などトイレがない場合**などで、尿意を感じます。誰でもこうした状況になることはあると思いますが、心因性頻尿の場合はそれが一過性のことでは終わらずに、その後も日常生活に支障をきたすほどになるというのが特徴です。

まず、他の病気の可能性がないか専門医で確認すること。精神的なものであることがわかれば、カウンセリングや抗不安薬など、心療内科で治療を受けることになります。

大きな病気が隠れている可能性もあり、定期的に検診を

頻尿や尿もれなどは、すぐ命に関わる病気ではないため、病院に行くほどではないと思っている方もいることと思います。

しかし、シニアの場合は、細菌性膀胱炎や尿路結石といった治療しやすいものから、**膀胱がん、前立腺がんといった重大な病気が隠れている可能性**があります。また、病気ではないから大丈夫、とそのまま放っておいたら、実は**腎臓の機能が低下する腎不全**だったということもあります。

いつものことと放っておかないで、これらの病気がないかどうか、一度診察を受け、その後も定期的に診てもらうことをおすすめします。そして、**排尿時の痛み、急で強い尿意、膀胱の痛みや不快感、血尿**など普段と違う症状が出たら、ためらわずに医療機関を受診しましょう。

自分の「尿もれ」がどのタイプか知って、対策を考える

頻尿だけでなく、尿もれにもさまざまなタイプがあります。尿もれのことを医学用語で尿失禁といいますが、女性に多いのが、**腹圧性尿失禁**。笑った瞬間や重いものを持ち上げたときにちょいもれしてしまうタイプです。

尿もれの原因が、過活動膀胱のことがあります。がまんできないほどの尿意に襲われて、トイレにかけこむ前にもれてしまうことを**切迫性尿失禁**といい、過活動膀胱の典型的な症状です。

腹圧性尿失禁と切迫性尿失禁の混合型である**混合性尿失禁**もありますし、尿意がないのに尿がもれてしまう**溢流性尿失禁**《いつりゅうせいにょうしっきん》もあります。

自分の尿もれがどのタイプなのかは、セルフチェックである程度わかります。左ページのチャートに答えてみてください。どのタイプの尿もれかがわかれば、原因や対策もわかり、症状の改善に役立ちます。

あなたはどのタイプの尿もれ？

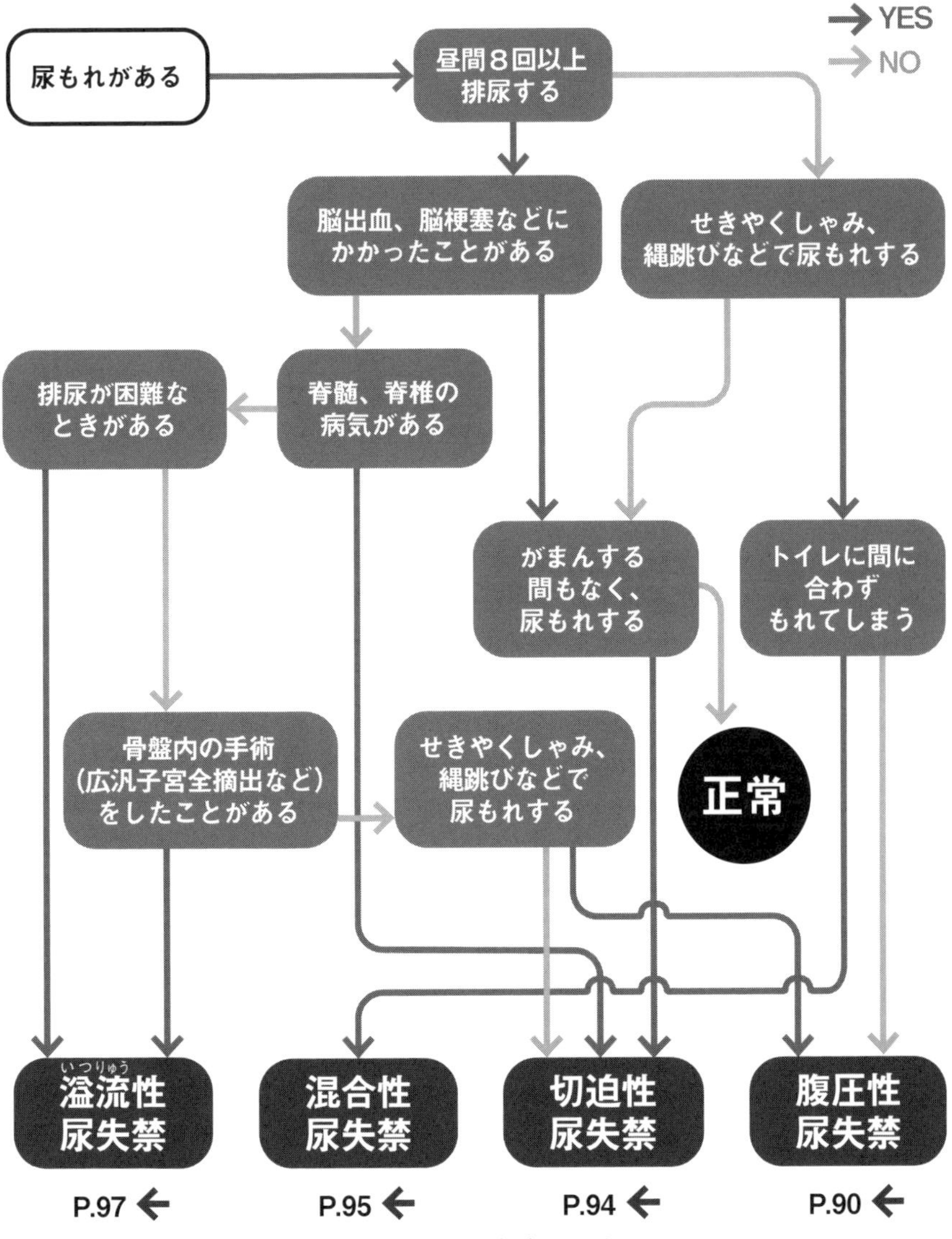
YES
NO
尿もれがある
昼間8回以上
排尿する
脳出血、脳梗塞などに
かかったことがある
せきやくしゃみ、
縄跳びなどで尿もれする
排尿が困難な
ときがある
脊髄、脊椎の
病気がある
がまんする
間もなく、
尿もれする
トイレに間に
合わず
もれてしまう
骨盤内の手術
（広汎子宮全摘出など）
をしたことがある
せきやくしゃみ、
縄跳びなどで
尿もれする
正常
溢流性《いつりゅう》
尿失禁
混合性
尿失禁
切迫性
尿失禁
腹圧性
尿失禁
P.97
P.95
P.94
P.90

※このチャートは目安です。正確な診断は医師の診察が必要です。

おなかに力が加わると、ちょこっともれてしまうのが「腹圧性尿失禁」

ものを持ったとき、せきやくしゃみをした瞬間、笑ったときなど、おなかに力が加わった際に起こる尿もれを、腹圧性尿失禁といいます。もれる尿量はそれほど多くなく、いわゆる**ちょいもれといわれるタイプ**の尿もれです。

女性ではもっとも多く、**40歳以上の人、肥満気味の人、2回以上の経腟分娩《けいちつぶんべん》（産道となる腟を経て出産すること）の経験がある人**などに多く見られます。

原因は2つあります。ひとつは、**骨盤底筋群という筋肉がゆるむ**こと。骨盤底筋は男女ともに骨盤の底にあり、膀胱や直腸、子宮といった骨盤内にある臓器を下から支える役割をしています。膀胱や尿道も支えていて、おなかに力が加わったときにもこれらの位置を正しく保つことで、膀胱の出口と尿道を締めて尿もれを防いでいます。

ところが、**骨盤底筋がゆるんでいると膀胱や尿道が下がってしまい、尿道をうまく**

閉じることができません。そのため、尿がもれやすくなるのです。

骨盤底筋がゆるみやすい人は、出産した人、加齢によって筋力が低下した人、女性ホルモンの分泌低下がある人、便秘がちな人、肥満の人などがあげられます。

女性は、**骨盤底筋の衰えが進行すると骨盤臓器脱になることがあります**。骨盤底筋が骨盤内の臓器を支えきれなくなると、膀胱や直腸、子宮などがだんだん垂れ下がり、ひどくなると膣から臓器が出てきてしまうのです。膀胱が出ている場合を膀胱瘤、子宮の場合は子宮脱、直腸の場合は直腸瘤と、症状のある臓器によって呼び方がありま す。膀胱瘤になると頻尿や残尿感、腹圧性尿失禁を合併することもあります。

2つめの原因は、加齢によって尿道を締める**尿道括約筋**が衰えることです。尿道括約筋は、膀胱から尿道につながる入り口で尿道を囲む筋肉で、尿をためるときには収縮し、排尿時に弛緩しますが、その**力が弱くなってゆるみやすくなることで、尿もれしやすくなります**。

尿道括約筋は男女とも加齢によって衰えます。特に女性の場合は、**閉経前後の女性**

ホルモンの減少で骨盤底筋がゆるみはじめるとともに、外尿道括約筋（尿道の出口にある筋肉）の働きも悪くなり、尿もれしやすくなります。また、出産経験のある女性の場合は、**経膣分娩の際に尿道括約筋が引き伸ばされて傷んでしまうことがあり、**働きを悪くする要因です。

男性の場合は、**加齢によって尿道括約筋の筋力や、働きをコントロールする神経の機能が低下する**ことで、中高年に多い排尿後尿滴下（P100）の原因となります。

高齢になると、この2つの原因が重なって腹圧性尿失禁を引き起こしているケースも多くあります。そうすると頻度も高くなり、日常生活への影響も大きくなります。「たまに起きる程度だから」と放置していると、徐々に回数が増えてしまうこともあるため、注意が必要です。

改善するのにもっとも手軽で効果があるのが、**骨盤底筋や尿道括約筋を強化する骨盤底筋トレーニング**（P36）です。尿道の出口にある外尿道括約筋は、自分の意思で動かすことができるため、しっかり締められるようにすることを目的としています。2～3カ月続けると、効果があらわれてくるでしょう。

尿がもれるしくみ

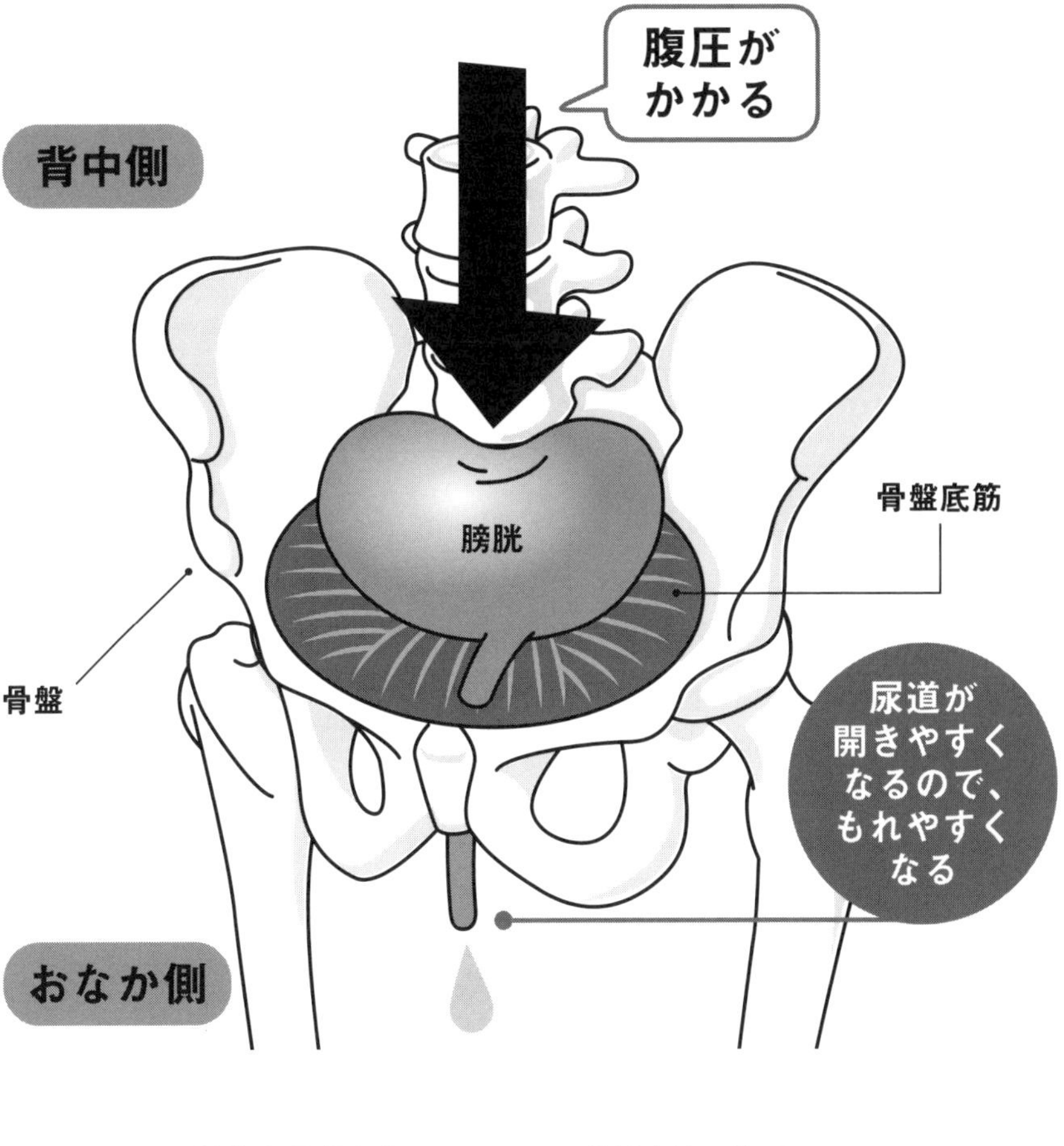

膀胱や尿道を支えているのは骨盤底筋。腹圧がかかると、これらの位置を正しくキープして尿道を閉じている。骨盤底筋がゆるむと、膀胱や尿道が下がり、尿道を閉じにくくなるので尿がもれる。

がまんできない突然の尿意でもれてしまうのが「切迫性尿失禁」

突然、激しい尿意におそわれることを尿意切迫感といいます。比較的重い症状のひとつで、繰り返し起こる場合は過活動膀胱の疑いが強くなります。

尿意切迫感があり、**トイレに間に合わずにもれてしまうことを、切迫性尿失禁**といいます。特に女性の過活動膀胱では、切迫性尿失禁をともないやすくなります。

過活動膀胱の症状（P77）でも解説しましたが、尿意切迫感は膀胱に尿をためられないことで起こります。「トイレに行きたい！」と感じるのは、通常300㎖ほど膀胱にたまった状態ですが、過活動膀胱になると、そんなに尿をためられず、ちょっとたまっただけでも**膀胱が収縮して尿を排出してしまおうとする**ので、激しい尿意におそわれるのです。

切迫性尿失禁は、腹圧性尿失禁と違い、**もれる量が多い**のが特徴です。いきなりジャーッと出てしまうので、本人のショックは大きく、また起こるのではないかという**不安感や恐怖感から外出も控える**ようになってしまいます。そうなると、引きこもったり、うつのような精神状態になることもあります。高齢者の場合は外出を控えることによる体力や筋力、脳の衰えも心配です。

トイレのことを考えただけで尿意を感じたり、冷水や冷気に触れただけで強い尿意におそわれるなど、些細《ささい》なことが刺激になる場合もあります。

尿意切迫感が週に1回未満であっても、**切迫性尿失禁がある場合はある程度、過活動膀胱の症状が進んでいる**と考えられるので、早めに診察を受けることをおすすめします。

なかには、**切迫性尿失禁と腹圧性尿失禁の両方を持っている人**もいます。これは**混合性尿失禁**といい、尿失禁がある女性が10人いたら、切迫性が2人、腹圧性が5人、混合性が3人という割合になるといわれ、特に閉経期を過ぎた50代以上の女性に増加する傾向があります。タイプによってそれぞれ治療法が異なるので、医師に相談しましょう。

もれるかどうかで分かれる

急な尿意で、
がまんできずにもれる

切迫性尿失禁

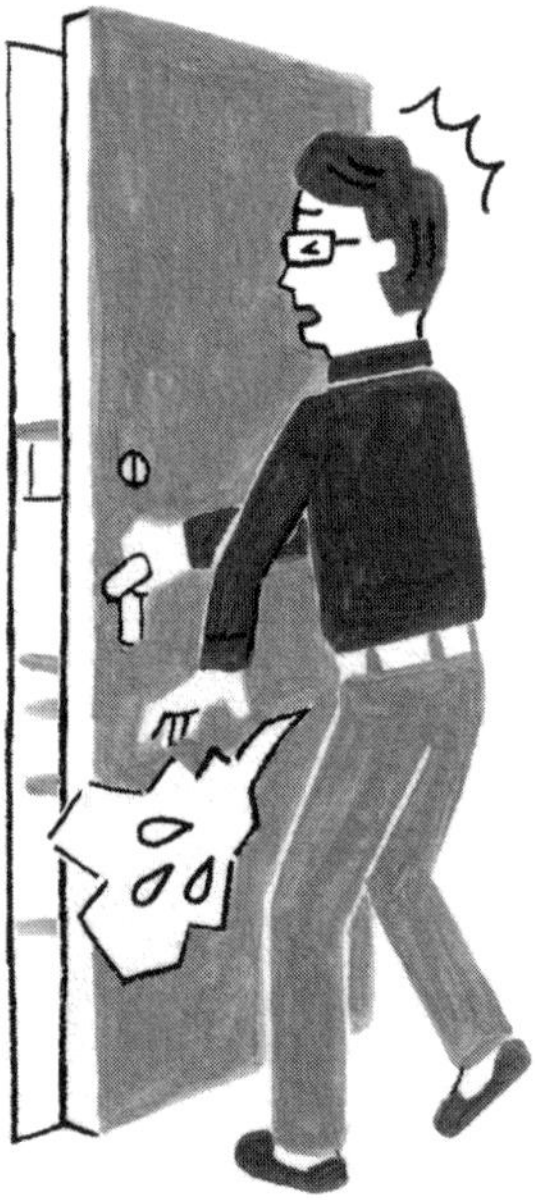

尿意切迫感が週に1回以上なくても、切迫性尿失禁がある場合、過活動膀胱がある程度進んでいると考えられます。

急な尿意はあるが、
なんとかトイレで排尿できる

尿意切迫感

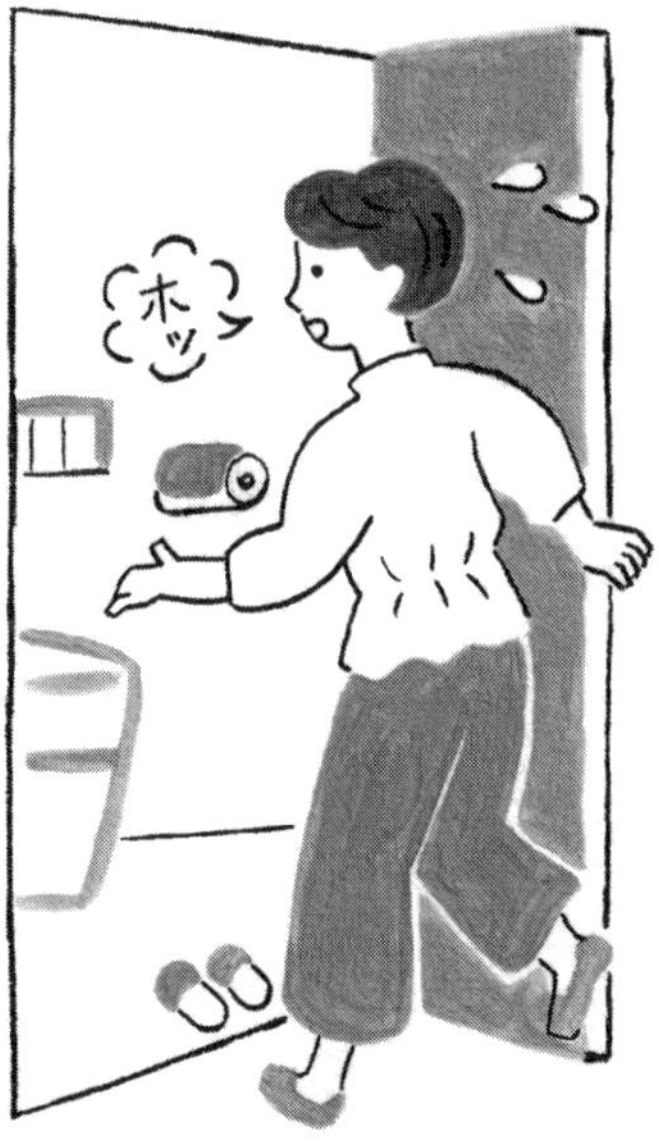

基本的には、この症状が週1回以上ないと、過活動膀胱とは診断されません。

排尿障害を起こす病気が原因の「溢流性尿失禁」

尿意はないのにもれる、または尿意はあるのに出せないけれど下着に**チョロチョロと尿もれ**する、これを**溢流性尿失禁**《いつりゅうせい》といいます。

「溢流」とは、溢《あふ》れて流れること。健康な膀胱は、排尿によってほぼ空になりますが、排尿がうまくできないことで膀胱が空にならず、膀胱に残尿が多くなります。すると**短時間で膀胱が尿でいっぱいになり、限界を超えた量が少しずつ溢れ出てしまう**のです。少しずつとはいっても、**持続的にもれるため、結果的に大量になり**、不快感や下着の汚れ、匂いが気になります。また尿をしっかり出しきれないので、頻繁にトイレに行くようになり、日常生活に大きな影響が出ます。

溢流性尿失禁には、**普段から尿意がはっきりしない、残尿感がある、尿が出にくく勢いがない、おなかに力を入れないと排尿できない**などの特徴があります。

排尿がうまくできないことを排尿障害といい、原因は2つあります。

ひとつは**膀胱が伸びきって収縮力が弱くなる**こと。子宮や直腸など骨盤内にある臓器の手術で、膀胱の神経が傷つくことで起こるケースです。また、糖尿病が進行することで末梢神経がマヒして尿意を感じにくくなり、さらに膀胱の収縮をコントロールできなくなることでも起こります。

2つめは、**膀胱の出口や尿道がふさがれて、尿を正常に排出できない**ケースです。肥大化した前立腺が尿道を圧迫する前立腺肥大や、結石で尿の流れが妨げられる膀胱結石や尿道結石などがあげられます。

女性の場合には、**重度の骨盤臓器脱**で直腸や子宮が下がって尿路を圧迫し、排尿が妨げられることもあります。

症状を改善するには、泌尿器科を受診し、原因となる病気に対する治療をすることです。**無理に尿を出し切ろうと力むことは、膀胱や尿道にさらなる負担をかけてしまう**ので、注意しましょう。

溢流性失禁の原因

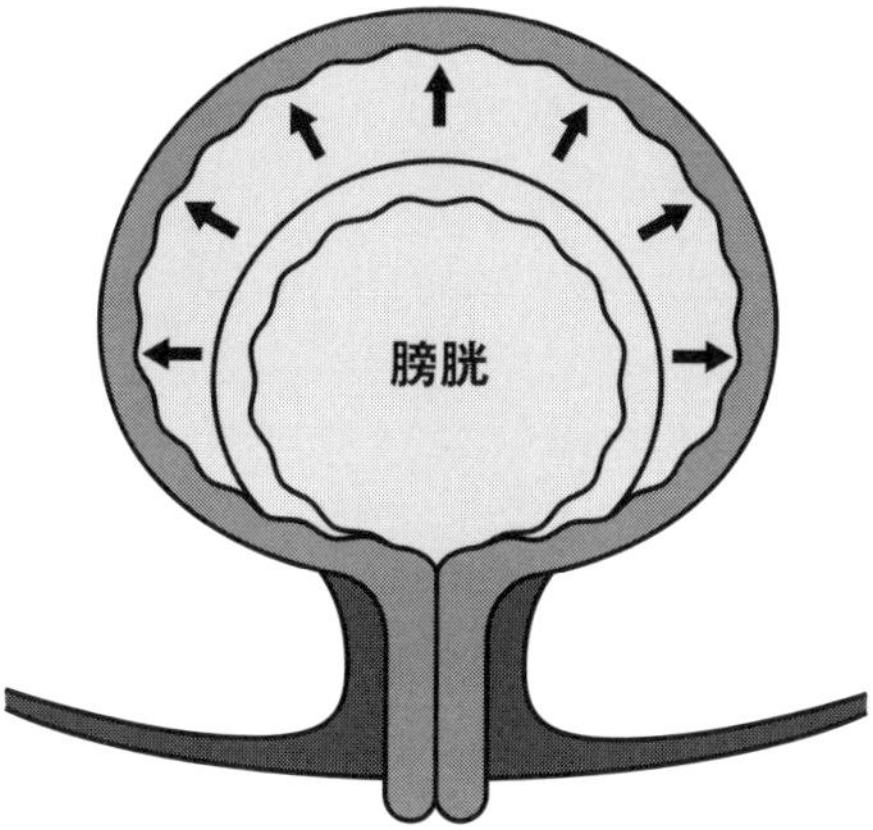

原因
1

膀胱の収縮力が弱い

膀胱の収縮力が落ちるので、尿がうまく排出できずにどんどんたまり、少しずつもれる。糖尿病や骨盤内の手術をした人に見られる。

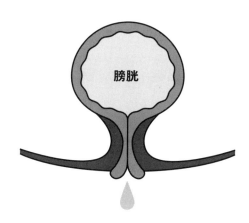

原因
2

膀胱の出口や尿道がつまる

膀胱の出口や尿道がつまって正常な排尿ができず、尿がたまり、溢れてしまう。前立腺肥大症や骨盤臓器脱などが原因。

男性に多いちょいもれは「排尿後尿滴下」

男性が排尿後すぐにジワジワと下着の中でもれる尿もれは、排尿後尿滴下《にょうてきか》といいます。尿を出し切ったつもりでも、**尿道の一部に残っていた尿がジワッともれ出てしまう**ちょいもれ現象です。40歳を過ぎた頃から多くの男性にあらわれます。

その原因は、**尿道を締める球海綿体筋という筋肉の衰え**です。前立腺のすぐ下にあり、ギュッと締めることで尿を出し切る働きをしています。加齢によってその筋力が弱まると、尿が残ってしまい、わずかに尿もれしてしまうのです。

また、**排尿の際の勢いの低下**も、排尿後尿滴下の原因となります。主に前立腺肥大症によって排尿の勢いが弱くなることで、排尿後尿滴下が起こります。

この嫌なちょいもれを防ぐには、**尿道に残っている尿を指で絞り出すミルキングが効果的**です。また、骨盤底筋トレーニング（P36）も、ちょいもれ防止に役立ちます。

前立腺肥大症が原因の場合は、その治療を受けることが防止策です。

part 4

頻尿・尿もれの最新治療

セルフケアで改善しなければ、泌尿器科を受診する

頻尿や尿もれなどの尿トラブルがある場合、まず取り組みたいのが骨盤底筋トレーニングや膀胱トレーニングなどの行動療法と、生活習慣の改善などのセルフケアです。**セルフケアをがんばっても、症状が改善されない場合や、日常生活に支障があるという場合は、医療機関を受診**しましょう。

その際、何科に行くべきかと迷う人も多いようですが、尿に関する病気は、**基本的に泌尿器科**です。身近に泌尿器科がない、恥ずかしいという人は、**まずは内科のかかりつけ医に相談**してみましょう。軽症であれば内科医でも治療はできます。

頻尿や尿もれぐらいで受診するのはどうかと思われるかもしれませんが、放っておくと重症化する可能性があります。生活に支障をきたしていると感じるならば、恥ずかしがらずに受診しましょう。

「泌尿器科は男性が行くところでしょう」と考えている人がいますが、それは間違い

です。泌尿器科は確かに前立腺など男性の生殖器も診ていますが、尿をつくって排泄する臓器である泌尿器に関しては、男女とも診療しています。かかりつけの内科では**満足のいく結果が得られなければ、やはり専門医である泌尿器科を受診する**ことをおすすめします。

40歳以上の女性の4割近くは尿トラブルを経験していて、泌尿器科を訪れる女性は増えています。また、最近では女性だけを対象にした女性泌尿器科や、ウロギネ外来と呼ばれる科もあります。ウロギネとは泌尿器科と産婦人科を合わせた造語で、両方に詳しい専門医が診察してくれます。尿失禁外来がある婦人科、コンチネンス外来（排尿障害専門外来）など、新しい科もできています。女性特有の疾患を専門に診る、レディースクリニックも増えてきました。こうしたクリニックを受診する際には、尿トラブルを専門としているかどうか、事前に確認しましょう。

パーキンソン病、重い糖尿病、脊柱管狭窄症《せきちゅうかんきょうさくしょう》といった持病がある、脳卒中を起こしたことがある、子宮がんや直腸がんで手術したことがある人は、これらの病気によって尿トラブルが起きている可能性もあるため、かかりつけ医に相談しましょう。

泌尿器科では何をするのか

泌尿器科での診察の流れと内容を説明します。

診療前に**尿失禁症状質問票や問診票などに記入**してもらいます。診察はそれを元にした問診からスタートし、**現在の症状や過去の病歴、治療歴、出産歴**などを聞きます。

頻尿や夜間頻尿で受診するならば、**1日に何回くらいトイレに行くか、尿もれはどのような状況で起こるかなど、あらかじめメモしておく**ことをおすすめします。また、**おくすり手帳**も持参しましょう。持病や服用している薬が原因で、尿トラブルが起こるケースが意外とあるのです。

もし余裕があれば排尿日誌（P127）をつけて持参しましょう。受診する直前の2〜3日間の記録で大丈夫です。

問診が終わると、採尿をします。**尿検査は、必ず行われる基本の検査**です。尿にはさまざまな情報が入っているので、病気がひそんでいないか、健康状態がわかります。尿トラブルの尿検査ではまず、**潜血や尿タンパクの有無**などを調べます。

潜血とは「尿に血が混じっている状態」のこと。いわゆる血尿ですが、尿が真っ赤になっているとは限りません。血液が尿に混じったあと、排尿までに時間がかかると茶褐色に変色しています。また、出血量が少なければ目で見てもわからないことも多く、検査でないと出血の有無はわかりません。

潜血は膀胱炎などの**尿路感染症**で起こることがありますが、尿路結石や泌尿器系のがん、男性だと前立腺がんでも見られるため、陽性反応が出たらその後の検査が必要です。ただし、一時的なストレスなどで潜血が陽性になることもあります。

尿タンパクに陽性反応がある場合は、**炎症や感染症の疑い**があります。頻尿や尿もれの原因が尿路感染症であることも多く、尿検査によって白血球が出ていれば診断することができます。また、腎臓の機能が低下しているケースにも見られます。

糖尿病の有無も、尿検査で診断できます。ブドウ糖は通常血液中にありますが（血糖）、増えすぎると尿の中に出てきてしまう（尿糖）ためです。さらに、ウロビリノーゲンやビリルビンなどの物質の有無で、肝臓に異常がないかどうかも診断できます。

ビタミンCのサプリメントを摂取していると尿潜血検査が正確に判定できなくなるので、受診前日と当日は摂取しないようにしてください。さらに、検査に備えて**直前の排尿はしない**ようにしましょう。尿に分泌物や異物が混入するのを防ぐために、**陰部を清潔にしておく**ことも忘れないでください。

単純な過活動膀胱や急性膀胱炎では、**問診と検尿だけですむこともあります**。症状や**必要に応じて血液検査や腹部超音波（エコー）検査、腎臓などのレントゲン、尿量の検査などを行うことがあります**。

明らかに詳しい検査が必要な所見があれば、診察台に上がって視診と内診（膣内を指で確認して診察すること）をすることもありますが、**初診では体に負担のかからない診察**と検査で終わります。初診で陰部を診ることはほとんどありません。また、痛い検査もありませんので、安心してください。

診察当日は、腹部を診察することもあるのでワンピースなどは避け、**上下分かれている服装**がいいでしょう。タイトスカートやスキニーパンツ、補正下着など、着脱しにくいアイテムも避けたほうがいいでしょう。靴も脱ぎ履きしやすいものにし、パンティストッキングやタイツではなく靴下に。診察や検査がスムーズに行えます。

泌尿器科での初診の流れ

来院

受診するときは、健康保険証、おくすり手帳を必ず持っていきます。おなかまわりの検査があるかもしれないので、上下分かれた服装で。女性はワンピースを避けて。

↓

受付

診察の前に、問診票に記入します。

↓

問診

問診票をもとに医師が体調や気になっていることを聞きます。

↓

検査

検尿や血液検査を行います。エコー検査を行うこともあります。

↓

診断

検査結果をもとに診断します。血液検査は結果が出るまで時間がかかるので、後日あらためて受診することも。必要に応じて、さらに検査をすることもあります。

排尿日誌で自分の排尿パターンがわかり、尿トラブルの原因を探れる

泌尿器科を受診したとき、医師から「排尿日誌（P127）をつけてみたら」と提案されることがあります。

排尿日誌とは、**その日排尿した時刻や排尿量、水分の摂取量などを記入する**ものです。これによって**1日の排尿の回数や1回の尿量などがわかり、尿トラブルの原因をかなり正確に知ることができます**。また、自分の排尿パターンや排尿量を知ることは、生活習慣の改善やセルフケアにもつながります。

1日の排尿量が少なく、排尿回数が多い場合は膀胱の容量が小さくなっている可能性があります。過活動膀胱や膀胱炎などで頻尿になっていると考えられます。

また、排尿が多い時間帯も明らかになるので、**昼間頻尿か夜間頻尿なのかもはっきりします**。就寝してからのトイレで悩んでいる場合、夜間の尿量が1日の排尿量の33%以上あると夜間多尿が考えられます。回数が多いときは過活動膀胱の可能性があり

ます。

1日の**排尿量が明らかに多い場合は、水分摂取量をチェック**します。1日の適切な水分摂取量はP60でも紹介しましたが、体重1kgにつき20以上30㎖未満です。体重60kgの人で1800㎖未満とされています。

「そんなにたくさん飲んでいない」と思われる人もいるでしょうが、最近は健康のためにと水分を多くとる高齢者も増えています。例えば食事中のスープや食後のお茶、コーヒー、テレビを見ながら、外出から帰ったときなど、日誌につけてみると意外とたくさん摂取しているかもしれません。

夕方以降の水分の取り方を見直しましょう。寝る前に水分をたくさんとっていたり、カフェインを含む水分が多かったり、夕食時にアルコールをたくさん飲んでいたりすると、夜間の尿量が増えます。

排尿日誌をつけると、**排尿量と水分摂取量が客観的にわかる**ようになるのがメリットです。思った以上に水分をとっていて、それが頻尿の原因だったということはよくあります。

朝起きてすぐから、夜寝るまでの排尿すべてを記録する

では実際に排尿日誌をつけてみましょう。準備するものは、P127の**排尿日誌のコピーと、尿量をはかるための容器**です。容器は目盛りがついている、500㎖程度が入る計量カップが便利です。使い古しでかまいませんが、なければペットボトルの上部を切り取り、50㎖ごとに目盛りをつけて使うようにします。

朝起きて最初の排尿からスタートします。その後、次の内容を記録します。

1 **日付けと起床時刻、就寝時刻**

起床直後から記入し、翌朝からは次のページに記入します。夜間頻尿のある人は、翌朝最初の排尿までを1日として計算します。夜間頻尿のある人は、特に就寝時刻を書き忘れないようにしましょう。

2 **排尿時間**

排尿のたびに、その時間を書き込みます。5分単位でかまいません。

3 排尿量

トイレに計量カップを置き、直接カップに排尿してはかります。10㎖単位で記入しましょう。

4 尿もれ・失禁

尿もれや失禁があった場合に丸をつけます。ものを持ったとき、立ち上がろうとしたときなど、どんなタイミングだったかもメモ欄に記入します。

5 水分摂取量

水やお茶など、飲んだものと量を記入します。「朝食時に紅茶2杯」など時系列で書き込みましょう。飲み物だけでなく、味噌汁やスープなどの食事の汁物も書き込みます。普段から使っているコップや湯のみ、お椀が、どのくらいの容量なのか、一度はかっておくと飲んだ量の目安になります。

6 回数、量の合計

起床直後から、1日分（夜間頻尿の人は翌朝最初の排尿まで）の排尿回数、量の合計を記入します。夜間頻尿のある人は、夜、トイレで起きてから朝一番までの回数と排尿量の合計を、別に記入しておきましょう。

7 その他のメモ

体調や排尿に関して気がついたことをメモしておきます。「花粉症の薬を飲んだ」など持病以外の薬を服用した場合は、それがわかるように記入します。ちょっとした変化を書き込むことも、尿トラブルの改善に役立ちます。

泌尿器科の受診日を決めたり、医師からすすめられたりしたら、排尿日誌をつけてみましょう。まずは連続していなくてもいいので、**とりあえず3日分程度**つけてみましょう。休日で家にいるなど、記録をつけやすいときに行うのがおすすめです。

ただ日誌を意識しすぎると、普段の状態と違う排尿になってしまう可能性があります。気楽な気持ちでつけてみましょう。

排尿日誌のつけ方

10月1日（金）

起床時刻：午前・午後　6時40分（午前に○）

就寝時刻：午前・午後　11時30分（午後に○）

	排尿時間	排尿量	尿もれ（○印）	メモ（水分摂取量など）
A	6時45分	240ml		起床直後
	8時30分	150ml		B 朝食時に紅茶2杯
	10時50分		○	テレビで笑った C
	〜			
	5時40分	200ml		

	翌日最初の排尿時間	排尿量	尿もれ（○印）	メモ（水分摂取量など）
D	6時30分	220ml		

	排尿回数	排尿合計量	尿もれ回数
E	10回	1700ml	2回

その他のメモ　体調や排尿について気づいたこと

いつもより尿の色が濃かった気がする。

A 起きてすぐの尿について

B 水分摂取量を具体的に

C 尿もれのタイミングなど

D 翌朝最初の尿について

E 1日の合計

セルフケアで症状が改善されないときは薬物療法を

生活習慣の改善や行動療法で頻尿・尿もれが改善しない、生活にかなり影響があるという場合は、**原因や症状に応じた薬物療法**を検討します。

一般的に、**切迫性尿失禁には抗コリン薬やβ《ベータ》3作動薬、膀胱炎には抗生剤、前立腺肥大にはα《アルファ》1遮断薬やPDE-5阻害薬**が使われます。腹圧性尿失禁は、残念ながら効果のある薬がありません。

切迫性尿失禁は過活動膀胱の症状のひとつです。膀胱がゆるんで尿道が締まると尿はたまり、排尿するときは逆に膀胱が収縮して尿道が広がりますが、この連携がうまくいかなくなることで起こります。改善するためには尿を十分ためられるようにする必要があり、尿を出す役割を担う副交感神経の働きを抑えなくてはいけません。

抗コリン薬は、**膀胱の副交感神経に働きかけ、過剰に収縮するのを抑える**薬です。

副交感神経の働きを弱めることで、膀胱は尿を十分にためられるようになります。非常に効果があるため、過活動膀胱の薬物療法の第一選択肢になっていて、さまざまな商品名で処方されています。服用を開始してから1週間ほどで効果があらわれますが、口の渇きや便秘、尿閉（尿が出なくなること）などの副作用が出る人もいます。

飲み薬だけでなく、**貼り薬もあり、飲み薬に比べて吸収速度がゆるやか**なため、副作用が比較的少ないとされています。

切迫性尿失禁に対するもうひとつの薬が、β3作動薬です。過活動膀胱で尿意切迫感をともなう頻尿や切迫性尿失禁が起こる理由は、膀胱と尿道の連携不足の他に、膀胱が尿を押し出す力が、尿道括約筋によって尿道を締める力を上回るから。これらの症状を改善するには、膀胱を広げ、かつ必要なとき以外は尿道をゆるませないことです。そうなると、尿をためやすくなります。

膀胱は交感神経がオンになるとゆるみます。そこで、**β3作動薬で交感神経に働きかけ、膀胱の筋肉をゆるませて尿道を縮ませる**と、尿の出口が閉じられます。

こちらも服用を開始してから1週間ほどで効果があらわれ、抗コリン薬に比べて副作用が少ないという特徴があります。

排尿の勢いがない、頻尿で困っているという男性の場合、原因の多くが前立腺肥大症と考えられます。前立腺は男性特有の臓器で、前立腺が肥大すると尿道を圧迫して狭めてしまうので、尿が出にくくなったり過活動膀胱が起こったりします。

前立腺肥大症がある人の尿トラブルに対しては、まず**前立腺肥大症の治療が優先されます。代表的な治療薬は、前立腺や膀胱、尿道の出口部分の筋肉の緊張をやわらげて尿を出やすくするα1遮断薬、前立腺や尿道の血流をよくし、筋肉を弛緩させて尿の通り道を広げる効果があるＰＤＥ-５阻害薬**などです。

これらの薬物治療で前立腺肥大症が改善すると、尿トラブルも解消することがほとんどです。しかし過活動膀胱による頻尿が残る場合は、抗コリン薬やβ3作動薬が使われることがあります。

どの薬でも、きちんと用法・用量を守ること。症状がよくなっても、自己判断で勝手にやめないようにしましょう。

頻尿・尿もれの主な薬物療法

切迫性尿失禁	
抗コリン薬	膀胱の過剰な収縮を抑える
β3作動薬	膀胱の筋肉をゆるませて尿をためる
前立腺肥大	
α1遮断薬	前立腺や尿道の筋肉をゆるめ、排尿を改善する
PDE-5阻害薬	前立腺や尿道の筋肉をゆるめ、血流を改善し、症状をやわらげる

排尿と蓄尿

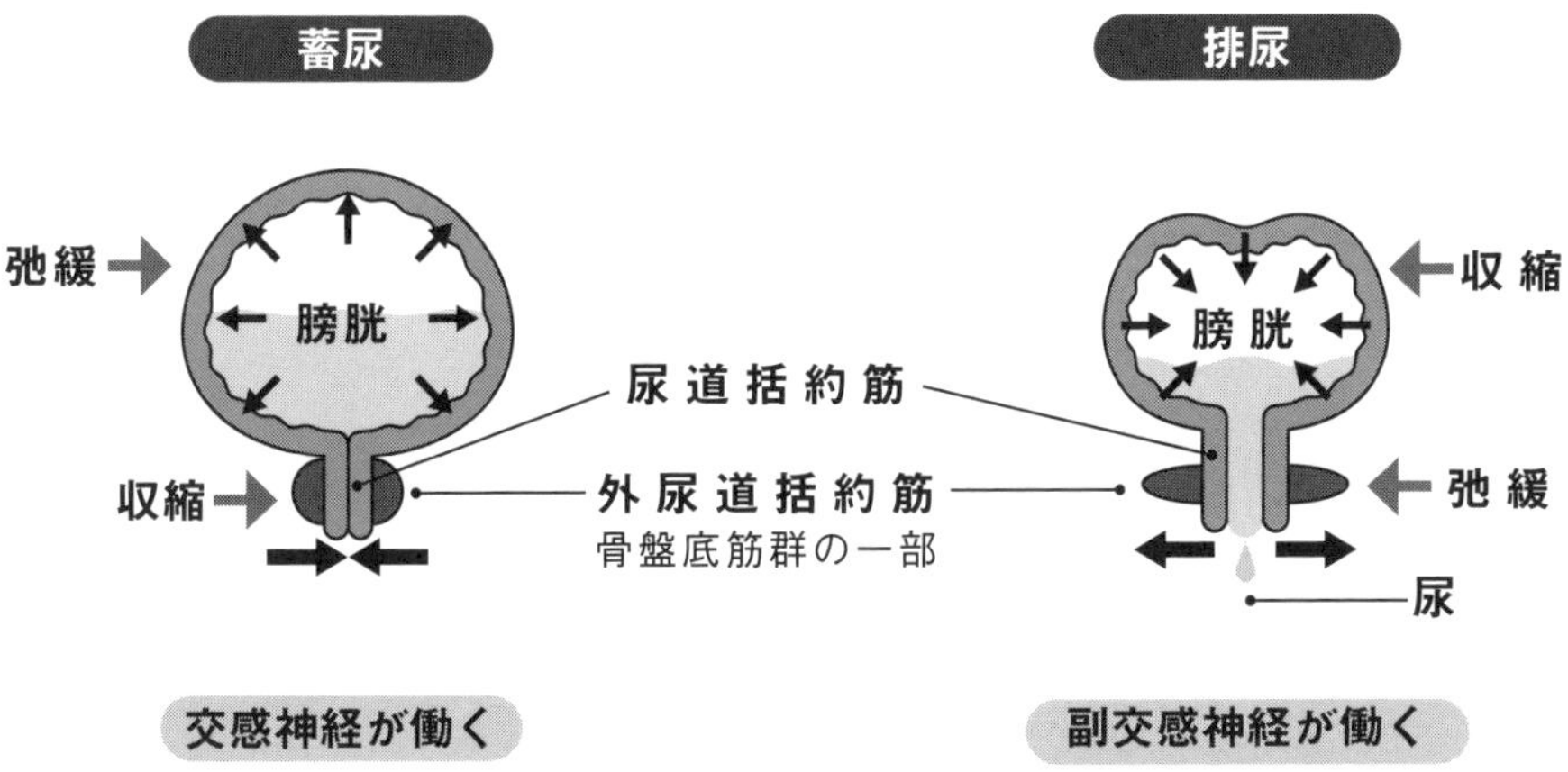

薬には副作用があることも。担当医と相談して対策を

過活動膀胱の治療によく用いられる抗コリン薬は、膀胱だけでなく胃腸にも作用し、働きが悪くなることがあります。例えば、唾液の分泌が悪くなり**口が渇く**、腸の動きが悪くなって**便秘になる**、といった副作用です。花粉症の薬で口が渇くことがありますが、それと同じしくみです。β3作動薬も同様で、抗コリン薬より症例は少ないものの副作用が報告されています。

口が渇くときは、アメや小さな氷を口に含むと、唾液が分泌しやすくなります。また、耳下腺や舌下腺と呼ばれる唾液の出やすいポイントをマッサージする、うがいをして口の中を潤すのも効果的です。口が渇いたからと、**ちょこちょこ飲み物を飲んでいると、頻尿や尿もれをかえって悪化させてしまう**ので気をつけましょう。

便秘に関しては、**キノコ類、海藻類など食物繊維が豊富な食材を多くとる**などの工

副作用への対処法

口の渇き	・アメや氷を口に含み、唾液を出やすくする ・水で口をすすぎ、口内を潤す ・唾液腺（耳下腺、舌下腺）マッサージ
便秘	・食物繊維を多く含む食品をたくさん食べる ・医師の判断のもと、便秘薬を使用する ・適度な運動をする

夫が必要です。担当医と相談して、便秘薬を処方してもらってもいいでしょう。シニアの場合は、便秘だからと**安易に下剤を使うと排便をコントロールできずに便失禁を起こす**ことがあるため、自己判断は禁物です。

薬物療法は、一生つきあう必要のあるものもあれば、状態が改善すればやめられるものもあります。頻尿や尿もれの薬は、患者さんのライフスタイルに合わせて薬の飲み方を変えていけるものが多いので、薬の効果が出てきたら担当医と相談してみましょう。毎日飲むほどではないかもと思えば、外出するときだけにする、頻尿が気になる季節だけにするなども可能です。自信がついてきたら、薬をやめられる人もいます。

症状や体質によっては、市販の漢方薬やサプリメントも

病院を受診するほどではない、医師に尿トラブルを相談するのは気がひける、そういう人は多いでしょう。とりあえず、手軽なものを試してみたいという人は、市販の漢方薬やサプリメントを使ってもいいと思います。

頻尿や尿もれの治療で多く用いられているのは、牛車腎気丸《ごしゃじんきがん》や八味地黄丸《はちみじおうがん》です。特に**女性の過活動膀胱、頻尿には牛車腎気丸**が、**男性の前立腺肥大症には八味地黄丸**がよく使われています。**尿が出にくい場合の残尿感・排尿痛には、猪苓湯《ちょれいとう》**が使われることもあります。

日本で一般的に売られている漢方薬は、品質に問題のないものがほとんどですから、安心して使うことができますが、体質によって合わない場合があります。適切なものを見つけるには一度医療機関で相談してみることをおすすめします。保険診療で処方

できる漢方薬もあるので、医師に相談してみてください。

サプリメントは医薬品と違い、体が本来持っている機能をサポートする役割があります。**男性の前立腺肥大症**には、**ノコギリヤシ**というヤシ科のハーブからつくられたサプリメントが効果があるといわれています。ヨーロッパでは薬として使われている国もあり、日本でも手軽に購入することができます。

また、女性の**頻尿や繰り返す膀胱炎にクランベリーのサプリメント**も効果があるといわれています。軽い頻尿程度であれば、一度試してみてもいいかもしれません。

サプリメントに頼りすぎず、生活習慣の改善と骨盤底筋トレーニングなどのセルフケアも行ってみてください。そして効果を感じられないようなら、医療機関を受診しましょう。

体に負担の少ない、効果的な手術もあり

行動療法や薬物療法を続けても尿トラブルが改善しない、生活に重大な支障をきたす、尿トラブルの原因が重症といった場合は手術も検討します。

尿道の固定がゆるんでいるために、尿もれしてしまうことがあります。腹圧がかかると尿道が過度に動いて出口が開き、そのまま膀胱が圧迫されて尿がもれてしまうのです。この場合は、**尿道の下に治療用テープを通して固定する**手術をします。

手術は尿道スリング手術といい、TVT手術とTOT手術の2種類の方法があります。TVT（Tension-free Vaginal Tape）手術は、この手術のために開発されたポリプロピレン製の細いテープを、膣側から尿道の下を通して固定し、恥骨の下から上側に出てくるようにします。TOT（Trans-Obturator Tape）手術も同様に特殊なテープを使い、尿道の裏面の膣側を通って左右の太もものつけ根にテープを通します。

2つの違いは、治療用テープを通す位置の違いです。

どちらも**局所麻酔を施して腹腔鏡で行い、20～30分程度で終わります**。開腹しないので体への負担が少なく、入院期間も3日程度です。80～90％の患者さんが完治、または大幅な改善が見られ、手術の翌日から食事や歩行もできます。30代以上であれば手術対象です。

TVT手術とTOT手術の効果はほぼ同じとされています。どちらを選択するかは症状の程度や患者さんの既往歴、画像検査の結果などで判断します。過去に骨盤内の手術を受けたことがある人は、テープが骨盤内を通らないTOT手術が選択されます。

骨盤臓器脱による尿もれには、**仙骨膣固定術**があります。骨盤臓器脱では、骨盤底筋群がゆるんで、骨盤内の臓器を支えきれなくなり、膣から出てきてしまいます。ゆるんだ骨盤底筋の代わりになるよう、**ポリプロピレン製の薄いメッシュを膣に入れて仙骨に固定する**という手術です。現在は腹腔鏡下かロボット支援下での手術が普及していて、再発率が低く、患者さんへの負担も少なくすむようになっています。

前立腺肥大症の治療には、経尿道的ホルミウムレーザー前立腺核出術（HoLEP）といわれる、**特殊なレーザーで肥大した前立腺を切除する手術**があります。

この手術はメスを使わないため出血が少なく、体への負担が少ないので、体力的に心配な高齢男性や、肥大が進んで手術が受けられなかった人も治療が可能です。通常3～5日で退院でき、日帰りできるケースもあります。

手術は全身麻酔下で行われ、内視鏡を尿道から前立腺に挿入します。レーザーファイバーを前立腺の内側（内腺）と外側（外腺）の境目に挿入したら、ホルミウムヤグレーザーという特殊なレーザーを照射しながら肥大した内腺をくり抜き、その後体外に排出します。

安全性も高く、合併症も起こりにくいとされている手術ですが、術後に尿の通り道が改善されることから一時的に尿もれを起こす人もいます。排尿や水分摂取に関するアドバイスを受けたり、リハビリを行ったりすることで、通常なら1カ月程度で尿トラブルは解消されるでしょう。

手術ではありませんが、「ボツリヌス菌毒素注入療法」という過活動膀胱の改善に効果がある治療法もあります。**膀胱鏡を用いて治療薬を膀胱の筋肉に注射し、膀胱の収縮を抑え、尿をためられる量を増やします**。2020年からは健康保険の適用内となっています。

手術で尿がもれなくなるしくみ

治療用テープは尿道の下を通り、尿道を支えます。腹圧がかかるとテープが尿道を圧迫して尿道が閉じるため、尿もれを防げます。

TVT手術もTOT手術も手術時間は 20~30 分ほど、入院期間は 2~3 日で、同等の効果が期待できます。

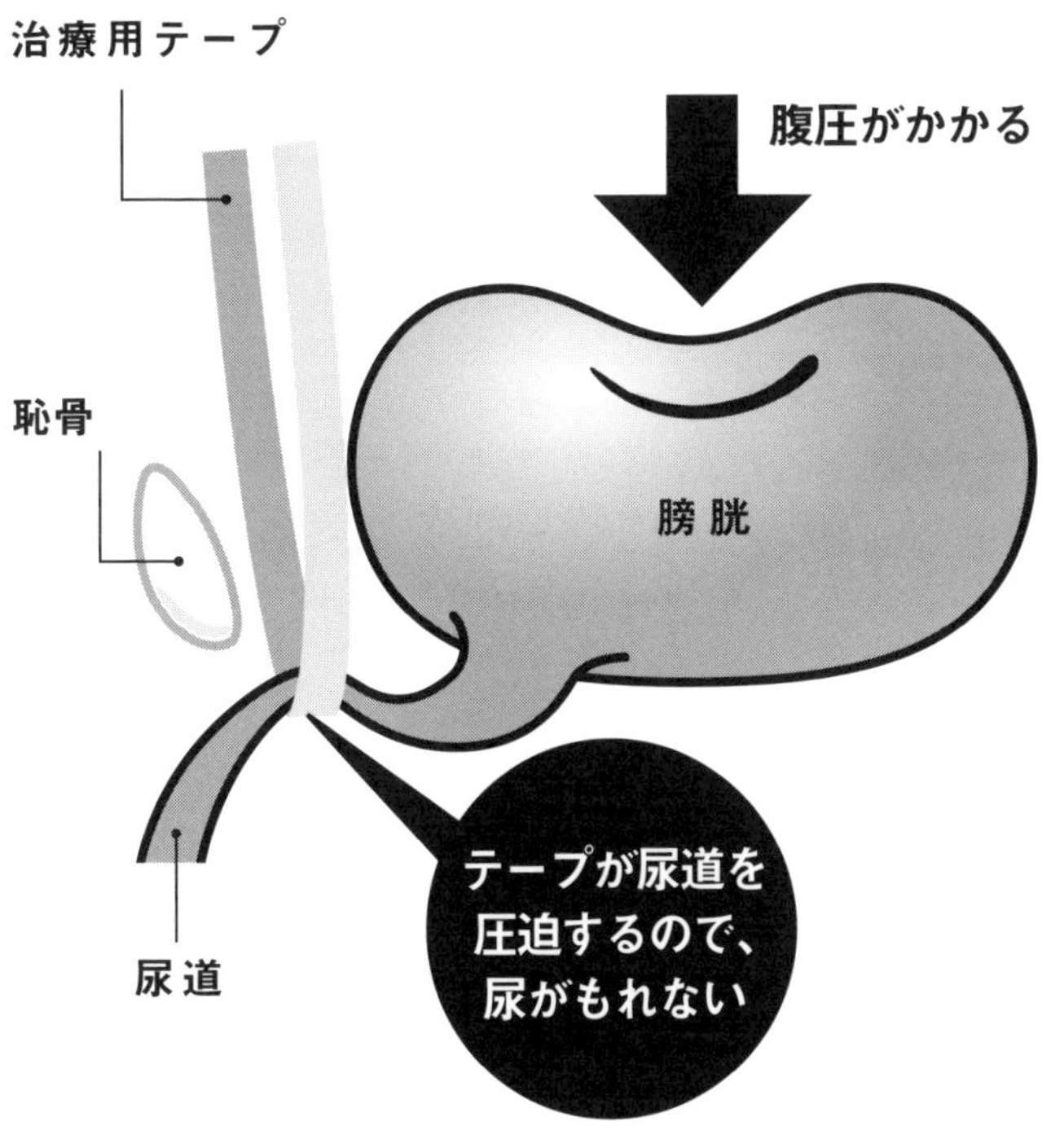

患者さんの体験談

骨盤底筋トレーニングを続けて、今は外出も楽しみに

Rさん（女性70代）

40代ぐらいから、ふとしたはずみにちょいもれすることがありました。

子供は3人います。経産婦は尿もれする人も多いと聞いていたのですが、60代の終わりぐらいから、気になるぐらいもれるようになってしまい、これではこわくて外に出られないと、思いきって泌尿器科を受診しました。

そのときに教えてもらった骨盤底筋トレーニングを数カ月続けてみたところ、かなり改善し、今はほとんどありません。

ただ、趣味のトレッキングなど、長時間の移動があってトイレに行けないときは、尿もれパッドを使っています。尿もれすることはあまりないんですが、やはり安心です。

夜間頻尿の悩みは弾性ストッキングで解消

Yさん（女性60代）

毎晩3回はトイレに起きるのが、当たり前になっていました。尿もれはないし、年齢的にしかたないのかなと思っていましたが、昼間の眠気がひどくなり、どうにか改善したいと思って排尿日誌をつけることにしました。

そうしたら、夕方の水分摂取量がかなり多いことがわかったんです。血液サラサラになると思って、しょっちゅう水を飲んでいました。水分をとる量を減らすことにしました。また、足もむくみやすいので弾性ストッキングをはきはじめたら、夜間頻尿がよくなってきました。最初ははくのが大変でしたが、トイレで起きることなくぐっすり眠れることを考えれば、それほど手間ではないと思います。

排尿日誌

月　日（　）

起床時刻：午前・午後　時　分

就寝時刻：午前・午後　時　分

排尿時間	排尿量	尿もれ（○印）	メモ（水分摂取量など）

翌日最初の排尿時間	排尿量	尿もれ（○印）	メモ（水分摂取量など）

排尿回数	排尿合計量	尿もれ回数	

その他のメモ　体調や排尿について気づいたこと

このページをコピーしてご使用ください

髙橋 悟（たかはし　さとる）
1961年生まれ。日本大学医学部泌尿器科学系主任教授、日本大学医学部附属板橋病院病院長。群馬大学医学部卒業。虎の門病院、東京大学医学部泌尿器科助教授などを経て現職。2003年には、天皇陛下（現上皇さま）が入院された際の担当医師団も務める。悪性腫瘍から排尿障害、尿失禁まで、泌尿器に関わるあらゆる疾患を研究、診察している。

カバー・本文デザイン／ohmae-d
イラスト／太田裕子、ガリマツ
モデル／竹田麻衣（SPLASH）
撮影／木下大造
DTP／東京カラーフォト・プロセス株式会社
協力／糸井千晶（cocon）、石井信子

全国《ぜんこく》から患者《かんじゃ》が集《あつ》まる泌尿器科医《ひにょうきかい》の
頻尿《ひんにょう》・尿《にょう》もれ・夜間頻尿《やかんひんにょう》の治《なお》し方《かた》

2021年9月14日　初版発行

著者／髙橋《たかはし》 悟《さとる》
発行者／三宅 明
発行／株式会社毎日が発見
〒102-0071　東京都千代田区富士見1-6-1　富士見ビル7階
電話　03-3238-5473（内容問い合わせ）
https://mainichigahakken.net/
発売／株式会社KADOKAWA
〒102-8177　東京都千代田区富士見2-13-3
電話　0570-002-008（購入・交換窓口）
印刷・製本　凸版印刷株式会社

ISBN 978-4-04-000702-1　C0077